国家古籍出版

专项经费资助项目

100 种珍本古医籍整理研究集成

妇科秘书八种

清·陈佳园　等编著

竹剑平　校注

中医古籍出版社

图书在版编目（CIP）数据

妇科秘书八种／（清）陈佳园等编著；竹剑平校注．-北京：中医古籍出版社，2014.9

（100种珍本古医籍校注集成／曹洪欣主编）

ISBN 978-7-5152-0629-5

Ⅰ.①妇…　Ⅱ.①陈…②竹…　Ⅲ.①中医妇科学–古籍–汇编 Ⅳ.①R271.1

中国版本图书馆 CIP 数据核字（2014）第 138684 号

100 种珍本古医籍校注集成

妇科秘书八种

清·陈佳园　等编著

　　竹剑平　校注

责任编辑　贾萧荣
封面设计　张雅娣
出版发行　中医古籍出版社
社　　址　北京东直门内南小街 16 号（100700）
印　　刷　北京金信诺印刷有限公司
开　　本　850mm×1168mm　1/32
印　　张　9.625
字　　数　171 千字
版　　次　2014 年 9 月第 1 版　2014 年 9 月第 1 次印刷
印　　数　0001~4000 册
书　　号　ISBN 978-7-5152-0629-5
定　　价　20.00 元

《100种珍本古医籍校注集成》专家委员会

《100 种珍本古医籍校注集成》编委会

序　一

　　中医药是中华民族的瑰宝，在我国各族人民长期的生产生活实践和与疾病作斗争中逐步形成并不断丰富发展，为中华民族的繁衍昌盛做出了重要贡献。作为中国特色医药卫生体系的重要组成部分，至今仍在维护人民健康中发挥着独特作用。中医药天地一体、天人合一、天地人和、和而不同的思想基础，整体观、系统论、辨证论治的指导原则，以人为本、大医精诚的核心价值，不仅贯穿于中医药对生命、健康和疾病的认知理论和防病治病、养生康复的临床实践，而且深刻地体现了中华民族的认知方式、价值取向和审美情趣，具有超前性和先进性。随着健康观念变化和医学模式转变，中医药越来越显示出其宝贵价值、独特优势和旺盛的生命力。

　　中医药古籍作为保存和传播中医药宝贵遗产的知识载体，记载了几千年来医药学家防病治病的临床经验、方药研究成果和医学理论体系，是不可再生的珍贵资源，是中医药学继承、发展、创新的源泉，具有重要的历史、文化和科学价值。但是由于种种原因，中医药古籍的保护、整理与利用状况令人担忧。这些珍贵的典籍有的流失海外，国内已不存；有的尘封闭锁，不为人所知所用；有的由于多年的自然侵蚀和保管条件缺乏而面临绝本的危险。抢救和保护好这些珍贵的历史文化遗产已刻不容缓。

国家十分重视中医药古籍的保护、整理和利用。《国务院关于扶持和促进中医药事业发展的若干意见》明确指出，要做好中医药继承工作，开展中医药古籍普查登记，建立综合信息数据库和珍贵古籍名录，加强整理、出版、研究和利用，为做好中医药古籍保护、整理和利用工作指明了方向。近年来，国家中医药管理局系统组织开展了中医药古籍文献整理研究。中国中医科学院在抢救珍贵的中医药孤本、善本古籍方面开展了大量工作，中医古籍出版社先后影印出版了大型系列古籍丛书、珍本医书、经典名著等，在中医古籍整理研究及出版方面积累了丰富的经验。此次，中医古籍出版社确立"100 种珍本古医籍整理出版"项目，组织全国权威的中医药文献专家，成立专门的选编工作委员会，多方面充分论证，重点筛选出学术价值、文献价值、版本价值较高的 100 种亟待抢救的濒危版本进行校勘整理和出版，对于保护中医药古籍，传承祖先医学财富，更好地为中医药临床、科研、教学服务，弘扬中医药文化都具有十分重要的意义。衷心希望中国中医科学院、中医古籍出版社以整理研究高水平、出版质量高标准的要求把这套中医药古籍整理出版好，使之发挥应有的作用。也衷心希望有更多的专家学者能参与到中医药古籍的保护、整理和利用工作中来，共同为推进中医药继承与创新而努力。

中华人民共和国卫生部副部长
国家中医药管理局局长　　王国强
中华中医药学会会长

2010 年 1 月 6 日

序 二

　　中医药学以临床疗效为基础，在累代实践、认识的观察链条中凝结着珍贵的生命科学知识。这些知识记载在中医药古籍文献中，如震惊世界科技界并获 1992 年中国十大科技成就奖之一的青蒿素就是受距今 1600 多年前晋代医家葛洪《肘后备急方》中记载启示研制成功的。因此可以说，中医药学的创新离不开古医籍文献。换句话说，中医药古籍文献是中医药学发展的源头活水。要想很好地发掘利用中医古文献，其前提就是对其进行整理研究。然而，大量古医籍未得到应有的整理和出版，中医古籍中蕴藏的丰富知识财富未得到充分的研究与利用，极大地影响了中医学的继承发展以及特色优势的保持与发挥。为使珍贵中医典籍保存下来，并以广流传，服务于中医临床、科研及教学，中医古籍的整理、研究及出版具有非常意义。

　　《国务院关于扶持和促进中医药事业发展的若干意见》指出，中医药（民族医药）是我国各族人民在几千年生产生活实践和与疾病作斗争中逐步形成并不断丰富发展的医学科学，为中华民族繁衍昌盛做出了重要贡献，对世界文明进步产生了积极影响。新中国成立特别是改革开放以来，党中央、国务院高度重视中医药工作，中医药事业取得了显著成就。但也要清醒地看到，当前中医药事业发展还面临不少问题，不能适应人民群众日益增长的健康需求。意

3

见明确提出："做好中医药继承工作。开展中医药古籍普查登记，建立综合信息数据库和珍贵古籍名录，加强整理、出版、研究和利用。"

中医古籍出版社承担的"100 种珍本古医籍整理出版项目"，是集信息收集、文献调查、鉴别研究、编辑出版等多方面工作为一体的系统工程，是中医药继承工作的具体实施。其主要内容是经全国权威的中医文献研究专家充分论证，重点筛选出学术价值、文献价值、版本价值较高的 100 种亟待抢救的濒危版本、珍稀版本中医古籍以及中医古籍中未经近现代整理排印的有价值的，或者有过流传但未经整理或现在已难以买到的本子，进行研究整理，编成中医古籍丛书或集成，进而出版，使古籍既得到保护、保存，又使其发挥作用。该项目可实现 3 项功能，即抢救濒危中医古籍，实现文献价值；挖掘中医古籍中的沉寂信息，盘活中医药文献资料，并使其展现时代风貌，实现学术价值；最充分地发挥中医药古代文献中所蕴含的能量，为中医临床、科研及教学服务，实现实用价值。

当前，中医药事业正处在战略发展机遇期，愿"100 种珍本古医籍整理出版项目"顺利进行，为推动中医药事业持续健康发展、弘扬中华文化作出应有的贡献。

中国中医科学院首席研究员 曹洪欣

2011 年 3 月 6 日

校注说明

中医妇产科学源远流长，专著众多，名家代出，在浙江尤为大观。如肖山竹林寺、海宁陈氏、绍兴钱氏、宁波宋氏、杭州何氏、嘉善沈氏、嘉兴肖氏等，无不学验俱丰，声誉卓著。我们在整理浙江历代医籍中，发现未经刊刻的妇产科著作多种，经查核这些著作在有关书目文献中均未见收，实为世之孤本。其编撰者或佚名，或不见经传。然书中颇多实践经验，具有较高学术水平，对中医妇产科临床有一定的参考价值。为此，我们精选其中具有代表性的八种，进行点校，整理出版。

《妇科秘方》　陈佳园编著，浙江湖州府浔溪（今湖州市南浔镇）人，其生平事迹无考。从抄本后题有"康熙庚辰夏，沈尧臣先生载传侣石书于无碍室"来看，该书成书当在清康熙年以前，全一册，书函长 22 厘米，宽 18 厘米，厚 1 厘米，原藏浙江中医学院图书馆。该书系作者家传妇科经验，分症立方，药味似属平淡，但功专效宏，组成合理而别树一帜，其制药法尤值称道，均系作者长期临床之验方，为它书所不载。

《妇科问答》　不著撰人，原书题有"郑氏女科秘传经症胎前产后问答方书"一句，故知作者为郑氏，其生平事迹无考。该书系清抄本，全一册，书函长24厘米，宽18厘米，厚0.6厘米，原藏浙江省中医药研究所。书中将妇科病症按经、胎、产三类分编，以问答形式论述，条理清晰，便于读者理解。其用药独特，有关接生方面的记载似属少见，有一定参考价值。

《张氏妇科》　不著撰人，原书有序文介绍张氏妇科渊源，知其作者姓张，世居浙江慈溪白蒲岭，其始为唐通天年间（约公元696年），历史悠久。该书系清抄本，全一册，书函长22厘米，宽15厘米，厚1厘米，原为鄞县曹炳章先生所藏。该书治法以和气血、调寒热为主，与诸家用药不同，颇具特色。

《妇科秘书》　不著撰人，原书文中引用文献均为清以前，如《景岳全书》《丹溪心法》等，故成书年代当在明末清初左右。该书系清抄本，全一册，书函长22厘米，宽16厘米，厚1.2厘米，原藏浙江中医学院图书馆。书中经、带、胎、产分门立论，每症先论其因，再察病机，后列方药，辨证细致，治法周全，但不囿于前人之说，标新立异，独抒己见。

《钱氏秘传产科方——试验录》　钱少楠编。钱氏女科始于南宋，世代相传，为浙江妇科四大家之一。作者系钱氏二十一世孙，浙江山阴（今绍兴市）人，生活年代约在清末民初年间。钱氏女科素无镌本行世，该书

6

系抄本，全一册，书函长25厘米，宽12厘米，厚0.8厘米，从内容来看，似有脱漏之处。原藏浙江省中医药研究所。书中记载了钱氏世传女科验方，治法简约明允，药味少而精，值得效法。但也有若干封建迷信的观点，为保持古籍原貌，未敢妄加删改，读者应予鉴别。

《产后十八论》 不著撰人，原书中有漠溪觉河图道先氏序文，谓该书系"妹丈施君所赐"，时年为清雍正己酉（公元1729年），故知书成于清雍正年以前。该书系清抄本，全一册，书函长28厘米，宽18厘米，厚0.5厘米，原藏浙江省中医药研究所。全书以产后十八论神奇验方为主，条分十八加减法，辨证灵活，用法简便，其疗效神奇，可与生化汤并使。

《家传女科经验摘奇》 不著撰人，清抄本，全一册，书函长32厘米，宽22厘米，厚1.5厘米，原藏浙江省中医药研究所。该书内容以调治产后病为主，尤其对生化汤的运用，叙述精详，加减化裁灵活多变，实有较深临床造诣。

《毓麟验方》 不著撰人，清抄本，书中题有"怡云堂抄本"五字，出处无考。全书一册，书函长23厘米，宽12厘米，厚1厘米，原藏浙江省中医药研究所。该书广集治疗性功能障碍及不孕症的验方，亦有房中补益之类，其中男性不育症内容较多，同时间杂一些封建迷信和不健康的东西，虽珠目混杂，但读者若能取其精华，去其糟粕地将其应用于临床，则可提高男性不孕症的疗效。

由于时隔久远，辗转传抄，书中难免错误脱漏之处，为了保持原貌；在点校中，除明显错误径改之外，凡有待商榷之处，均在文下出注，一时无法查考者，有待海内同道指教补阙。限于点校者水平，舛误之处敬请读者指正。

校注者

目　　录

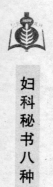

目

录

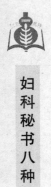

目

录

5

妇 科 秘 方

南浔镇陈佳园秘传

制 药 法

浔溪陈氏女科家传制药法：

陈皮（去白，留白补脾）　桔梗（去芦）　枳壳（去白）　大腹皮（去壳，酒洗）　茯苓（去皮）　防风（去芦）　杏仁（去皮尖）　小柴胡（去苗）　远志（去骨，先以米泔水浸，甘草水泡，晒干）　茯神（去心）　黄柏（去皮炒）　瓜蒌仁（去油为末）　黄芩（炒黄）　川芎（炒）　白芷（炒为末）　麦门冬（去心）　芍药（炒）　苍术（炒）　厚朴（炒）　黄芪（炒）　杜仲（盐水炒断丝）　地骨皮（去心）　知母（盐水炒）　桑白皮（蜜炒）　米仁（炒）　黄连（炒）　滑石（去黄衣为末）　玄胡索（为末）　山栀（炒黑）　浮小麦（炒）　神曲（炒，自制为佳）　五味子（米泔水洗，补药中研碎、炒）　三棱（煨为末）　莪术（煨为末）　青皮（炒为末）　天花粉（洗）　干姜（炒黑为末）　干葛（为末）　草果（为

妇
科
秘
方

末） 香附（或盐、酒、便、醋制为末） 五灵脂（为末，须澄去砂石） 牡蛎（火锻红为末） 生地（不见铁） 侧柏叶（焙燥） 当归（酒洗） 肉桂（为末） 熟地（不见铁） 白术（米泔水洗，饭锅蒸、炒） 甘草（炙） 木通 紫苏（用大根） 乌药 百草霜（便制更炒，或晒，酒蒸之） 荆芥（产后必用，炒） 前胡 益母草 山药 牛膝 茱萸 防风 山楂（用肉） 人参 半夏

小灵丹 乳香五分 没药五分 雄黄三钱 朱砂二钱 沉香一钱 木香五分 小丁香五分 大黄三钱 巴豆霜二钱 郁金一钱

上为细末，陈米醋打为丸，如黍米大，大人服九丸，小儿服五丸，随病加汤送下。

调 经 论

凡女子年十七八岁，经脉不通或阻，或间月或半年，颜色青黄，饮食少进，寒热往来，四肢困倦，头痛目眩，腹中有块，心神烦躁，呕吐膨胀，此脾胃气血皆虚，多食生冷，急宜和血气、健脾胃、调脉为先。

逍遥散 当归一钱 芍药 柴胡 黄芩各一钱 川芎 熟地 半夏各八分 人参 门冬各五分 甘草三分 姜三片

呕吐加砂仁、香附、白术各八分；咳嗽加杏仁、五

味子、苏叶各八分，煎服四剂即愈。

八物汤 当归 熟地 芍药 香附各二钱五分 白术二钱 茯苓 小茴香 柴胡各一钱五分 人参 甘草 黄芩各一钱 姜一片

肚痛加牛膝、玄胡索、枳壳各一钱五分；呕吐加良姜、砂仁；手足顽麻加肉桂八分。煎热服。

调经丸 当归 香附各三两 青皮 牛膝各二两 厚朴 赤芍 熟地 枳壳 白芍 小茴香各一两五钱 三棱（醋煮） 砂仁各一两 粉草二钱

为末，蘸米粉糊如桐子大，每服九十粒，空心米汤下。

凡妇人年十九、二十岁嫁后，遇经脉动，身痛，手足麻痹，或寒或热，头疼目眩，失以调理，感风为患，服乌金散。

乌金散 厚朴 苍术 白术 茯苓 麻黄各一钱 当归 半夏 芍药 独活 牛膝各二钱 枳壳 桂枝各一钱 陈皮 桔梗各五分 甘草九分

分作三服，加姜三片、葱头三个，煎热服。咳嗽加杏仁、五味；泄泻加肉桂。

凡妇人二十一岁，经水不通，或赤白带下，淋沥成户，或间三四月。此气血虚弱，潮热咳嗽，饮食少进，四肢无力，日久成劳。当调经治热，可服八物大温经汤十余帖。

八物大温经汤 当归一钱五分 鹿茸 人参 川芎 白术 山茱萸 小茴香 砂仁 陈皮各八分 甘草三分

芍药　熟地各一钱　沉香四分　葱　姜

　　煎热服，汗不止加酸枣仁、黄芪各五分；咳嗽加半夏、五味子、柴胡、桔梗。

　　凡妇人年廿四岁，心痛胀闷，气冲上膈，不思饮食，腹中有块，如覆杯。此行经后误食生冷，反多积痰饮，血气相搏，服加味四物汤。

　　加味四物汤　广皮一钱五分　半夏　当归　香附厚朴各一钱　白茯苓　枳实　知母　芍药　槟榔　紫苏桔梗　白术各四分　红花　黄芩　前胡　砂仁各五分甘草四分　姜三片

　　凡妇人廿五岁，血海虚冷，经脉不调，或小腹痛，面色黄瘦，赤白带下，不分日期，少气少力，头疼目眩。宜服四物汤、补经汤，并服乌鸡丸：

　　人参　砂仁各一两　当归　川芎　芍药　熟地　海金砂　木香各三两　僵蚕二钱　甘草二钱　防风五钱侧柏叶四两

　　为末，以乌鸡一只，去毛、足，将前药三分之一入鸡内，酒五碗，铜锅煮熟，去骨，晒干为末，并前二分药，亦末，蜜丸，酒下九十丸。

　　凡妇人廿七八岁，身体败弱，经水不调，淋沥不止，或片或汁，面色青黄，头晕眼花，四肢困倦。急宜调治，缓则成血崩之患，宜服止经汤四五帖，后服四物、补经二汤数帖。

　　止经汤　当归一钱二分　芍药　熟地　川芎　香附各一钱　阿胶　侧柏叶（盐水炒）　黄芩　蒲黄（炒）

白术各五分　甘草三分　姜三片

凡妇人年三十四五岁，血败气虚，以致经水不调，肚中瘀血不散，时作痛，可服莪术散。

莪术散　当归　川芎　人参　赤芍　莪术　玄胡索　熟地　枳壳　陈皮各一两　牛膝　红花各五钱　小茴香（炒）　砂仁　三棱　黄芩各八分　香附二两　白术一两　甘草一钱

为末，服三钱，空心酒下。

凡妇人四十二三岁，经水已绝，五十一二经水复来，其且无恒，淋沥不止，漏下。此血气妄行，宜服和经汤，次服四物汤、乌金丸。

和经汤　小茴香　川芎　酸枣仁　蒲黄　阿胶各八分　当归　熟地　黄芩　茯神　香附　白术各三钱　甘草　白芷　陈皮各一钱五分

共为末，服一两，姜汤服。

妇人经水不调，诸病皆生，宜调经催经方。

调经催经汤　陈皮　桔梗　川芎　当归　芍药　生地　乌药　山楂　香附　枳壳　玄胡　青皮　干姜　肉桂　五灵脂　牛膝　甘草

水煎服。如经在前，血有余而气不足，加茯苓、白术，重者加人参；如经在后，气有余而血不足，加当归、川芎、生地、芍药，减茯苓、白术。

久热则血虚经阻，发热如伤寒之状：

陈皮　枳壳　乌药　甘草　干姜　肉桂　小柴胡　天花粉　牛膝　五灵脂　生地　白芷　香附　山楂　三

妇科秘方

棱　莪术

水煎。

气多血少，不思饮食，潮热：

陈皮　桔梗　柴胡　黄芩　枳壳　乌药　香附　甘草　山楂　地骨皮　芍药　天花粉　当归　川芎　熟地

水煎。

血少夜卧不安，宜养阴安神：

当归　白芍　生地　茯神　香附　枣仁　川芎

水煎服。

月水不行，饱闷膨胀黄瘦：

当归身　川芎　地黄　陈皮　茯苓　甘草　桔梗　乌药　香附　枳壳　青皮　木通　草果　山楂　白芷　牛膝　官桂　砂仁　萝卜子一钱（炒）　姜三片

水煎服

霍乱吐泻：

陈皮　枳壳　藿香　苍术　厚朴　柴胡　半夏　枳壳　黄芩　草果　甘草　槟榔　木通　薄荷　加枣子　姜三片

水煎。

潮热咳嗽吐痰，虚劳杂症，胎前产后并治之：

橘红　贝母　黄芩　前胡　门冬　瓜蒌　花粉　薄荷　苏子　甘草　骨皮　茯苓　川芎　白芍　柴胡

加灯心草根，姜三片，水煎服。

砂淋白带血崩：

白术　枳壳　桔梗　青皮　黄芩　地榆　牡蛎　香

附　花粉　熟地

水煎。

砂淋赤者属血：

陈皮　桔梗　山楂　白芷　玄胡索　香附　芍药
当归　川芎　黄芩　牡蛎　艾叶　地榆　甘草　黄连
花粉　侧柏叶

砂淋白者属气：

陈皮　桔梗　乌药　山楂　香附　干姜　肉桂　枳
壳　玄胡　青皮　川芎　当归　芍药　灵脂　甘草　草
果

血崩漏不止：

陈皮　桔梗　枳壳　黄连　黄芩　归首　川芎　芍
药　香附　地榆　玄胡　艾叶　牡蛎　侧柏叶（炒）

又单方：

家蔷薇花根外皮，洗净，捣碎，将酒淘取汁，略顿
热，一碗一服见效，三服除根。如四十岁外者，加红花
一两，煎酒一碗，取根皮一两，研烂，绞净去渣，服下
愈（应验过）。

人参　当归　芍药　白术　柴胡　黄芩　黄芪　香
附　阿胶　蒲黄　甘草　黄柏　艾叶　麦冬

水煎。

如崩漏者加酒芩、大黄。

妇人月水不行，饱闷膨胀，黄瘦：

陈皮　桔梗　乌药　枳壳　青皮　香附　归身　川
芎　熟地　木通　茯苓　甘草　草果　山楂　白芷　牛

膝　官桂　砂仁　萝卜子各一钱　姜三片

妇人气少血少，不思饮食，潮热：

陈皮　桔梗　枳壳　柴胡　黄芩　归身　川芎　香

附　山楂　地骨皮　熟地　芍药　甘草　花粉　乌药

妇人热入血室，经阻发热，如伤寒状，不头痛者：

陈皮　乌药　枳壳　干姜　肉桂　小柴胡　花粉

牛膝　白芷　五灵脂香　香附　山楂　生地　三棱　莪
术

妇人霍乱吐泻：

陈皮　藿香　厚朴　苍术　半夏　柴胡　桔梗　黄

芩　枳壳　甘草　槟榔　木香　薄荷

妇人潮热，咳嗽吐痰：

橘红　贝母　黄芩　前胡　地骨皮　门冬　桑白皮

花粉　薄荷　瓜蒌　苏子　茯苓　归身　甘草　小柴胡

川芎　白芍　灯芯廿段　姜一片

难产方　横柏　硫黄各一钱　蓖麻子不拘多少

捣烂，贴左右涌泉穴，胎下即去。

难产方（如五六日者方用，神应奇效）：

雌雄石燕，令妇人左手执雄，右手执雌，紧紧拿定
半刻即下。

妇人气血俱虚，劳力过度，阴中突出一物，不能行
动着席。

棕榈树根煎汤，熏洗一时即上。

血崩不止：

杏仁皮（烧灰存性，为末）

每服三钱，空心好酒下，一服即止，三服除根矣。

砂淋：

陈皮　桔梗　花粉　地榆　牡蛎　黄芩　白芍　枳
壳　青皮　香附　肉桂　三棱　莪术　白芷

服三帖。

外附方（又云此出《内府奇方》）。

凡妇人临产时，下胞即死去，此时虽有良药，不能
速救，惟取温水一碗（不可冷，亦不可热），将妇人阴
户下红血粗取入水中，浸洗，此时病人人事不省，亦不
知其何物，令其服之即愈。

白带验方　生地五钱　制半夏二钱　橘红一钱　归
身三钱　白芍一钱五分　白术一钱五分　茯苓二钱　川
芎三分

外加香附、枳壳、甘草、砂仁，煎，冲服。

砂淋：

干姜　肉桂　三棱　莪术　白芷　陈皮

小便淋漓作痛，闭涩不通：

木香　升麻　乌药　猪苓　枳壳　芍药　泽泻　陈
皮　桔梗　车前　草果　甘果　白芷　香附　花粉　茯
苓皮　大腹皮

水煎服。

虚劳发热，咳嗽无痰者。

犀角地黄汤　犀角　陈皮　甘草　银柴胡　胡黄连
知母　地骨皮　黄芩　茯苓　花粉　天冬　麦冬　川芎

水煎服。

9

虚劳黄瘦，胎前产后皆可：

归身　川芎　白芍　热地　陈皮　茯苓　乌药　香
附　白芷　山楂　苍术　厚朴　小柴胡　甘草　花粉

水煎服。

胎　　前

胎前诸症，以安胎为主，虽有他症，以末治之：

陈皮　黄芩　大腹皮　枳壳　苏梗　芍药　川芎
当归　青皮　甘草　草果　茯苓

水煎服。如呕吐，加半夏少许，藿香；发热加柴
胡；头痛加羌活、白芷、细辛；口干加花粉；骨节痛加
防风、荆芥；中脘饱闷加木香、枳实；脾胃不实加苍
术、白术、厚朴、山药、米仁；泄有积，加木香、猪
苓、泽泻。

胎前诸症，兼理气安胎为主：

陈皮　桔梗　山楂　当归　川芎　芍药　生地　枳
壳　青皮　花粉　苏梗　草果　黄芩　甘草　大腹皮

水煎服。气血不和用本方。胎前腹痛，加玄胡、香
附、砂仁；胎漏加芍药、地榆、牡蛎；大便不通，加郁
李仁、槟榔、麻仁、枳实；小便不通，加泽泻、木通
（可用地肤子）；发热加柴胡、骨皮、草果；腰痛加杜
仲，去黄芩；骨节疼痛加羌活、独活；头痛加川芎、荆
芥、防风，去黄芩、桔梗；伤风加白芷、防风、荆芥，

去黄芩；中风加天麻、干葛、白芷、防风；中湿加苍术；中热加香薷、藿香，子虚加茯苓、白术、黄芪；子胀加枳壳、青皮、苏梗、萝卜子；泄泻加木通、猪苓、山药、米仁、厚朴、苍术；痢红加黄连、黄芩、木香、槟榔、苍术、厚朴、木通、山药、米仁、白术；疟疾加青皮、槟榔、草果、柴胡、半夏、茯苓、甘草、苍术、厚朴、砂仁、葱、姜；咳嗽加薄荷、门冬；咳嗽有痰加杏仁、半夏，咳嗽无痰加款冬、蒌仁、半夏、灯芯甘根、葱头、姜三片。

胎前发热，不思饮食主方：

陈皮　花粉　黄芩（炒）　香附　大柴胡　苏梗　归身　川芎　枳实　大腹皮　甘草　干葛　青皮　地骨皮　熟地　芍药　茯苓　草果　羌活　山楂

水煎服。如面红加黑山栀、黄柏、知母（炒）。

胎前单寒不止，不思饮食主方：

陈皮　黄芩　花粉　芍药　生地　黄芪　白术　人参　茯苓　苏梗　当归　砂仁　山楂　香附

水煎服。头疼加羌活；鼻塞加葱头五个、防风；遍身痛加荆芥。

胎前不时腹痛，不思饮食：

陈皮　桔梗　乌药　归身　川芎　玄胡少许　枳壳　黄芩　芍药　青皮　山楂　槟榔　香附　腹皮　吴萸　干姜（炒黑）少许

水煎服。

胎前伤风咳嗽饱闷主方：

— 11 —

陈皮　桔梗　砂仁五分　归身　川芎　萝卜子（炒）　柴胡　紫苏　干葛　黄芩　腹皮　桑皮　前胡　甘草　枳壳　豆蔻　半夏曲　灯芯甘根　姜三片

如久伤风加麻黄；有痰加蒌仁、贝母、茯苓；虚汗不止，加芍药、枣仁；饱闷加青皮、木香、枳实。

胎前见红，腰痛，其腹绞痛：

陈皮　桔梗　黄芩　枳壳　地榆　牡蛎　青皮　艾叶　大腹皮　归身　川芎　芍药　熟地　苍术　厚朴　草果　白术　甘草　砂仁

胎前脾胃不实：

陈皮　桔梗　黄芩　山楂　山药　米仁　白术　茯苓　苍术　腹皮　厚朴　芍药　草果　香附　甘草

水煎服。

胎前痢疾后重，白积腹痛：

陈皮　桔梗　苍术　厚朴　木通　乌药　山楂　黄芩　茯苓　玄胡索　山药　猪苓　泽泻　木香　草果　甘草　白术　归身　川芎　米仁　吴萸　干姜（黑）

水煎服。

胎前痢疾，红积腹痛（总不若补中益气汤为稳，且效速）：

陈皮　花粉　黄连（炒）　黄芩　草果　芍药　苍术　厚朴　木通　米仁　山药　腹皮　猪苓　泽泻　白术　茯苓　山楂　枳实少许　木香

水煎服。

胎前大小便不通，遍身浮肿：

陈皮　桔梗　花粉　黄芩　猪苓　泽泻　木通　枳
壳　青皮　升麻　苏梗　草果　腹皮　甘草　柴胡　香
附　山楂　滑石　车前　茯苓皮　砂仁（炒）　　生姜三
片
　　水煎服。
　　漏胎不时，小腹作痛：
　　黄芩　地榆　陈皮　花粉　续断　枳壳　青皮　芍
药　香附　苍术　艾叶　牡蛎　甘草　归身　川芎　熟
地　草果
　　水煎。
　　胎前不时发晕：
　　陈皮　桔梗　归身　川芎　茯苓　远志　芍药　香
附　黄芩　甘草　腹皮　枳壳　苏梗　柴胡　草果　砂
仁一钱
　　水煎。
　　胎前疟疾（乌梅初起不可用）：
　　紫苏　陈皮　桔梗　黄芩　青皮　草果　苍术　厚
朴　柴胡　归身　川芎　白术　枳壳　山楂　砂仁一钱
乌梅一钱　生姜三片
　　水煎。
　　催经之剂：
　　干姜　肉桂　枳壳　红花　木通　土牛膝　生地
陈皮　香附　三棱　莪术　白芷　桃仁　丹皮
　　水煎。
　　三个月妊娠散：

陈皮　桔梗　当归　苏梗　生地　山楂　腹皮　甘草　桂枝　芍药　青皮

如嗽有风，加防风、灯芯甘根，水煎。

二三个月胎气奔上，寒热饱胀：

陈皮　半夏　茯苓　甘草　白术　黄芩　枳壳　苏梗　香附　川芎　腹皮　归身　芍药　青皮　砂仁一钱　萝卜子一钱　姜三片

水煎。

胎前六七个月，小腹绞痛，口吐清水，胎气不和：

陈皮　黄芩　归身　芍药　川芎　熟地　白芷　苏梗　吴萸　枳壳　甘草　半夏　山楂　香附　腹皮

水煎。

胎前七八个月，胎气不和：

大归身　大川芎　枳壳　陈皮　芍药　黄芩　苏梗　熟地

加大腹皮，水煎服。

娠妇九个月，宜服维胎饮：

陈皮　滑石　乌药　归身　川芎　芍药　熟地　枳壳　横芩　腹皮　白术　甘草　桔梗　苏梗　益母花粉

妊妇十个月满，腹痛临盆，催生散：

陈皮　乌药　枳壳　干姜　肉桂　甘草　白芷　木通　归尾　益母　红花　三棱　莪术　香附　灵脂　百草霜

水煎服。

妊妇调理：

当归　川芎　芍药　熟地　陈皮　茯苓　甘草　黄芩　腹皮　枳壳　山楂　花粉　桔梗　砂仁一钱（炒）香附　大枣二枚

妊妇伤寒，大发热。

小柴胡　黄芩　枳壳　紫苏　陈皮　干葛　甘草　川芎　羌活　花粉　桔梗　腹皮　香附　砂仁一钱　姜三片

有痰加淡竹叶、前胡、姜汁；饱闷加枳实、草果。

论胎前诸症

妇人之病，胎产为先，阴阳交遘，精气寓焉。故冲任为系胞之原。又云：命门乃藏精之所。丹汞初扬，射入子宫，一茎两歧，婴儿兆始。一月如露，少阳胆养之，二月则厥阴肝养之，三月则厥阴心包络养之，四月则少阴心养之，五月则阳明胃养之，六月则太阴脾养之，七月则阳明大肠养之，八月则太阴肺养之，九月则太阳膀胱养之，十月则少阴肾养之。乃脏腑相传精血而哺胎胚者也。以常论之，初孕多呕酸吐食，或嗜酸物，以检临胎之故也。夫人五脏，惟肝气有余，且木性喜扬而恶抑，更受胎气之壅塞，而胸膈饱胀，恶食亦因性也。呕酸、嗜酸，木味酸也；呕食、恶食，木克土也。渐致君相二火养胎，常见烦躁、发热等候，此因心主

— 15 —

血，血护胎原而不能灌溉血海也。脾胃养胎多见腹胀，或不嗜食而足胀者有之；一交大肠、肺月养之，脏躁多哭者有之。虽云：怀胎者，冲任为主，而亦无不于肾。膀胱，寒水也，肾亦寒水也。乃其养胎，肾气已泄，而婴儿脏腑皆备，故离经而娩焉。调摄之家，或预进药饵，使子母皆宁，亦必按月日，察经络阴阳之宜而服之，次则下药可也。否则，恐药饵杂进，不得其平。热则胎元有堕、有遗之概论，寒则孕妇有痛、有泄之隐忧。合则为病多端，姑言其概，重则胎漏、胞碎，轻则恶食、头疼。子痫、子悬、子瘖皆为艰难之候，儿啼、儿晕、儿肿亦属奇突之徵。胎气不安，或劳或怒，带泻频来，应坠应虚。故安胎不若健脾，梁固而钟不坠；肥胎不若养血，水深而鱼自安。至于漏胎，多缘血热，脉洪数者，亟宜清宜补，条芩、白术、阿胶、续断，甚则升提之法亦可权宜，胞碎浆来，脉已离经而必堕，急宜及时破血，使其自下，如归尾、桃仁、红花、牛膝借势可也，硝、黄总可选用，勿致经坠，枯竭而不下，而母必倾危。恶食者诊脉，胃脉之虚实。实则消导而兼理气和中，香砂、枳、术是其剂也；虚则温补，益脾清脾，归、芎、芍乃其宜乎？头痛者，脉浮，必主外感，脉数定主火升。浮则轻剂疏散，桂枝、麻黄所在当禁；数则抑扬降火，承气、白虎不可误也。子痫者，孕妇如痴而口吐涎沫，惟清热固胎而自已，冰射丹丸，概不可施。子悬状如抱瓮不能偃卧，惟破气而相宜，子瘖不语，虽药饵非产后不能言。儿啼者，因母伸手扳高，以致哺儿之乳出，前辈已有案存。儿晕则母常昏晕，因母气不能荫胎，八珍、菖蒲方能胜任。虽儿肿悉属脾虚，而兼乎小便不利，理脾行水，四物、地肤何疑，更有大方杂症，伤寒疟利之分，然必居乎杂症，佐以安胎之品，如至病亟，或汗或下，勿以胎为拘，即慓悍之剂亦可施之，则《经》云"有故无殒"之意，愁常变，各从其病加减，常当神而明之。

催生方 当归一钱　枳壳一钱二分　葵子一钱五分皮硝一钱　生芝麻一撮　葱白二个

煎服。服破可服，未破不可用，恐终身不孕。胞衣不落，油菜子一撮研碎，水送下，效。

催生立应方 难产、横生、逆生俱效。

车前子一两　当归八钱　冬葵　白芷　枳壳　白芍各三钱　牛膝　腹皮二钱　川芎五钱

煎服。

凡妇人有喜，如一月者，胎形一点精，如草上露珠凝，未入宫罗，在裩外户，或散或聚，恶心头晕，不思饮食，脉浮紧，服此药：

当归　白芍各三钱　枳壳四钱　川芎　紫苏各二钱砂仁一钱　甘草六分

二月胎形如桃花，分枝叶在母北极之半，北极者，阴户二寸。胎入腹未有胞衣，头晕目花，呕吐，不思饮食，服此药：

桔梗　益智　木香　苍术　砂仁　黄芩（酒炒）各二钱　厚朴　紫苏　甘草各一钱　枳壳三钱　青皮一钱

妇科秘方

三月胎形如玺，渐渐如蚕，一头大，一头小，欲负未入宫罗，病虚弱，恶心呕吐，宜安胎为主，看天气寒热，随症加减。三个月中有病服，胎前有病，宜安胎主方，一贴即愈。

四月胎入宫罗，衣裹膨至丹田，忌食兔、獐异物，蒜韭生冷，身体倦怠，气急发热，饮食无味，贪睡头晕，四肢酸软，服此药：

苏叶一钱　甘草　小茴香　枳壳各五分　厚朴　香附　砂仁　陈皮　苍术各三钱

煎七分　食远服。

五月胎分男女，令母前行唤之，左顾是男，右顾是女，男思酸味，女思淡食。入宫室之内，其胎安稳，没有他病，前方加减治之。

六月胎形，生肌长发，男动左，女动右，在母腹中动如浮鱼游水，如有别病，以安胎为主。

七月胎形长成，眼有光，鼻有气，耳有开，口知味，件件俱完，母行动艰难。如有别病，安胎为主，随症加减。

八月胎气，主心闷烦躁，饮食不知滋味，饭如糠秕，困弱，有伤脾胃，治宜平胃安胎。

九月胎形，在左右胁，大动忧烦气闷，饮食不快，宜服此药：

益母草三两　当归　枳壳　白芍各四钱　益智三钱　砂仁二钱　陈皮一钱　甘草六分

水二盅，煎一盅时服。

十月胎形满足，四肢骨骼俱开，始得降生，必待其天然转胞，切勿欲速，致生他病，如腰痛急、胞浆破，以家传妙方服之：

当归　川芎　百草霜各二钱　陈皮　香附　紫苏各七分　大腹皮五分　滑石　三棱　莪术　砂仁各一钱　干姜　肉桂各七分　五灵脂二钱　玄胡索三钱

连进三次，胎自落而无患也。

凡胎前有病，安胎主方，如三个月有病，一帖即愈：

陈皮　黄芩　大腹皮　枳壳　苏梗　芍药　当归　川芎　甘草　青皮　草果　茯苓

如呕吐加半夏（姜制）、藿香；发热加柴胡；渴加天花粉；中脘饱闷加木香、枳实；头痛加羌活、白芷、细辛；骨节痛加荆芥、防风；脾胃不实加白术、苍术、厚朴、山药、米仁；泻有积加木香、猪苓、泽泻。

胎前伤风咳嗽饱闷方：

陈皮　桔梗　花粉　柴胡　紫苏　干葛　黄芩　前胡　大腹皮　桑白皮　甘草　枳壳　豆蔻　半夏　萝卜子　当归　川芎　砂仁

加灯芯、姜，久嗽加款冬花、杏仁、麦冬、五味子；伤风不省加麻黄；有痰加瓜蒌仁、贝母、茯苓；虚汗不止加芍药、酸枣仁；饱闷加青皮、木香。

凡胎前发热，不思饮食，用此方：

黄芩（炒）　香附　陈皮　花粉　大柴胡　苏梗　归身　川芎　枳壳　干葛　青皮　甘草　熟地　芍药

茯苓　草果　羌活　山楂　腹皮　骨皮

面红加山栀（炒黑）、黄柏（炒）、知母（炒）。

胎前单寒不止，饮食少进：

陈皮　黄芩　花粉　芍药　生地　小柴胡　黄芪
白术　人参　茯苓　苏梗　甘草　枳壳　腹皮　当归
川芎　砂仁　山楂　香附

头痛加羌活；鼻塞加葱头、防风；遍身疼痛加荆
芥。

凡胎前四五个月，身体困倦，气息发热，饮食无
味，好睡头晕，四肢酸软，此方治之即愈：

橘红　苍术　苏叶各二钱　厚朴　香附各三钱　甘
草九分　小茴香一钱五分　枳壳五分

分作三服，每日空心温服。

凡胎不安逆上，胀满疼痛，谓之子烦，服此方：

当归　川芎　芍药　陈皮　人参　紫苏　腹皮　砂
仁　枣子

如平素虚弱加生地；热加黄芩、地骨皮；气加香
附；胸膈气闷加枳实、黄连；因气遍身疼痛加乌药、木
香，微泻加黄连（炒）、芍药、白术，如饱闷不用白术。

胎前不时作痛，不思饮食，用是方：

陈皮　桔梗　乌药　归身　川芎　枳壳　黄芩　腹
皮　芍药　青皮　槟榔　香附　楂肉　玄胡索（炒）
姜一片　茱萸少许

胎前五六个月，脉困体弱，体重好睡，食不知味，
膨胀，胎略动，此方：

当归二钱　白芍　益母草　枳壳各四钱　砂仁　香附　益智　甘草各一钱

分作三服，每日空心温服。

胎前见红，胎欲动，腰痛：

枳壳　黄芩　地榆　牡蛎　青皮　腹皮　艾　归身　川芎　熟地　芍药　苍术　厚朴　草果　白术　甘草　砂仁（一方用桔梗）

胎前脾胃不实：

陈皮　桔梗　黄芩　腹皮　山楂　山药　白术　茯苓　薏米仁（珍重用之，胎前忌用）　苍术　厚朴　白芍　草果　甘草　香附

胎前痢疾后重白积腹痛：

陈皮　桔梗　厚朴　木通　乌药　山楂　黄芩　玄胡索　山药　茯苓　姜（炒，用少）　米仁　猪苓　泽泻　草果　甘草　白术　茱萸　当归身　川芎

胎前腹中疼痛下痢：

当归　川芎　白芍　茯苓　泽泻各一两，白术一两半

为末，每服三钱，空心白滚汤下。

胎前痢疾红积腹痛（胎前下痢，查汇集主方，以补中益气汤加味治之，予屡试获效，再如痢止后小溲不通，本方加车前子三钱，立效）：

陈皮　花粉　黄连（炒）　黄芩　腹皮　草果　白芍　苍术　厚朴　木通　米仁　山药　茯苓　猪苓　泽泻　木香　枳实（少许）　白术　山楂

胎前大小便不通，遍身浮肿：

陈皮　桔梗　花粉　猪苓　泽泻　枳壳　青皮　升麻　腹皮　苏梗　草果　甘草　柴胡　香附　山楂　滑石　砂仁　黄芩　姜　车前子　茯苓皮

胎前七八个月，胎气不和：

归身　枳壳　川芎　黄芩　香附　陈皮　芍药　滑石　苏梗　熟地　大腹皮

胎前八九个月服达生散，以扶正气、散滞气，孕妇少虚者尤佳：

大腹皮　白术　芍药　当归各一钱　陈皮　人参　甘草　紫苏各五分

煎服。春加川芎、防风；夏加黄芩，或黄连、五味；秋加泽泻；冬加缩砂、枳壳；胎动加苎根、金银花；上气加紫苏；性急加柴胡；多怒加黄芩；食少加缩砂、神曲；渴加门冬、黄芩；能食加黄杨头；有痰加半夏、黄芩。

胎前不时发晕：

陈皮　桔梗　归身　川芎　茯神　远志　芍药　香附　甘草　黄芩　枳壳　苏梗　柴胡　草果　砂仁　腹皮

胎前疟痰方：

紫苏　陈皮　枳壳　黄芩　青皮　草果　苍术　厚朴　柴胡　山楂　归身　川芎　白术　乌梅一个　姜三片　砂仁一钱（一方用桔梗）

胎前伤食感寒，发为疟疾：

橘红　茯苓　草果　良姜　白术　藿香叶　缩砂
枣　姜　甘草

胎前二三个月，胎气凑上，寒热饱胀：

陈皮　半夏　茯苓　白术　黄芩　枳壳　苏梗　香
附　腹皮　归身　川芎　甘草　芍药　青皮　柴胡　姜
三片　砂仁　萝卜子各一钱

胎前漏胎，小腹不时作痛：

黄芩　地榆　陈皮　花粉　续断　枳壳　青皮　香
附　芍药　苍术　艾　牡蛎　甘草　归身　川芎　熟地
草果

胎前六七个月，小腹绞痛，口吐清水，胎气不和：

陈皮　黄芩　归身　茱萸　芍药　苏梗　腹皮　川
芎　熟地　白芷　枳壳　甘草　半夏　山楂　香附

胎前胃虚气逆，呕吐不食，急服独胜散：

砂仁一味为末，姜汤调服不拘。

胎九月须用滑胎散：

陈皮　乌药　归身　川芎　白芍　益母草　枳壳
苏梗　黄芩　腹皮　花粉　桔梗　熟地　白术　滑石

十月满足，腹痛。

催生散　陈皮　乌药　枳壳　干姜　肉桂　木通
益母草　归尾　红花　三棱　莪术　五灵脂　牛膝　香
附　白芷　百草霜

临产易生散（后易生药，用猪心血和汤下）：

归尾　川芎　芍药　枳壳　乳香　木香　甘草　发
灰

妇科秘方

催经二月用：

干姜　肉桂　枳壳　红花　木通　杜牛膝　牡丹皮　生地　陈皮　香附　三棱　莪术　白芷　桃仁　滑石

通经散　红花　鬼箭羽　牛膝　桂枝　干漆　刘寄奴　干姜　白芷　归身　苏木　三棱

三四个月用堕胎散：

刘寄奴　丹皮　赤芍　生地　干姜　肉桂　三棱　莪术　白芷梢各一钱　真寸香　甘草梢各三分　桃仁二钱　怀牛膝一钱　归尾　红花各三钱

好酒一碗，好醋一碗，煎八分，入好石灰五分，热服。

调理孕妇：

香附　陈皮　黄芩　大腹皮　枳壳　归身　芍药　川芎　熟地　甘草　山楂　花粉　桔梗　茯苓　砂仁一钱　枣一个

妊妇伤寒，大发热：

柴胡　黄芩　枳壳　竹茹　陈皮　花粉　紫苏　干葛　甘草　归身　川芎　羌活　大腹皮　桔梗　香附

有痰加竹沥、姜汁；发热饱闷加枳壳、草果，总加姜三片、砂仁一钱。

事胎丸　（七八个月恐胎气展大，以此扶助母气）。

白术　陈皮（忌火）各二两　白茯苓七钱五分　条芩（酒洗，夏天用一两，秋冬七钱五分）

粥糊为丸，每服五六十丸，空心白沸汤送下。

胎前门主方加减活法

　　陈皮　桔梗　天花粉　当归　川芎　芍药　生地
枳壳　青皮　黄芩　苏梗　大腹皮　草果　山楂　甘草
　　胎漏加艾叶、地榆、牡蛎（去血，赤白同治）；腹
痛加玄胡索、香附、砂仁；发热加柴胡；小便不通加泽
泻、木通（名为胎压膀胱，用升麻末一撮，少倾即通）；
大便不通加郁李仁、槟榔、麻仁、枳壳；骨痛加羌活、
独活；中湿加苍术；伤风加荆芥、防风、白芷、干葛；
头痛加川芎、荆芥；中热加香薷、藿香；子肿加木通、
芦根、苍术、白术；恶心加半夏、草果、肉桂（少许）；
子虚加黄芪、白术、茯苓；腰痛加杜仲；子胀加青皮、
枳壳、苏梗、萝卜子；泄泻加木通、猪苓、泽泻、米
仁、山药、苍术、厚朴；咳嗽有痰加半夏、杏仁、五味
子、天冬、咳嗽无痰加款冬花、瓜蒌仁、半夏、灯芯、
葱、姜；红痢加黄芩、黄连（炒）、木香、青皮、槟榔、
枳壳（三帖后不用枳壳、青皮、槟榔）；白痢加肉桂、
木香、槟榔、厚朴、山药、白术、苍术、木通、米仁、
吴茱萸；腰痛阵作加陈皮、桔梗、乌药、山楂、枳壳、
百草霜、干姜、肉桂、青皮、木通、归尾、川芎、茱
萸、滑石、砂仁；疟疾加青皮、槟榔、草果、柴胡、半
夏、茯苓、扁豆、苍术、厚朴、砂仁、甘草；中风加荆
芥、防风、天麻、干葛。

胎前方诀

胎前妙药橘甘陈，　芍药川芎生地青，
归腹二皮花粉壳，　山楂苏梗果黄芩。
胎漏地榆牡蛎艾，　腹痛玄胡香附砂。
去红去白如前药，　发热柴胡急急加。
小便不通泽泻木，　若难大便郁槟麻。
骨痛二活湿苍术，　伤风干葛芷荆防。
头痛川芎荆芥用，　中热还须薷藿香。
子肿木通苍白卜，　恶心半夏桂草果。
芪术茯苓治子虚，　若还腰痛加添杜。
子胀枳壳用青皮，　苏梗再加莱菔子。
泄泻木通猪苓泽，　苍术厚朴山药米。
咳嗽有痰半夏杏，　天冬五味治此症。
若无痰嗽用款冬，　蒌半灯芯葱姜共。
痢红痢白有良方，　红者芩连青木香，
枳壳槟榔加药内，　三贴就去壳青榔。
痢白肉桂木香米，　朴通苍白药槟榔。
腰痛阵阵有良方，　楂壳青姜百草霜，
茱萸归尾通川滑，　陈桔乌砂肉桂汤。
疟疾青果柴半茯，　砂草苍朴豆槟榔。
中风荆防天麻葛，　此是胎前神效方。

产　　后

凡产后血虚，宜补血，虽有他症，以末治之，迫败养新为主，忌一切生冷、油腻、腥膻、炙煿、伤血等物。主方：

当归　川芎　熟地　肉桂　白芷　山楂　乌药　陈皮　桔梗　干姜　甘草　牛膝　灵脂

水煎。如发热加柴胡；口渴加花粉；恶心加半夏；头疼加白芷、羌活；饱闷加草果；腹痛加玄胡、吴萸，血晕加童便一盅；骨节痛加羌活、荆芥穗；瘀血不下，加三棱、蓬术、红花；咳嗽加前胡。

临盆腹痛，腰不甚痛者，未产也。其腰作阵痛者，宜服此方：

陈皮　桔梗　乌药　山楂　枳壳　青皮　干姜　肉桂　木通　吴萸　川芎　归尾　滑石　砂仁五分　百草霜一钱

水煎。

产后血即上奔要死者，取童便一碗，饮之即愈。

产后狂言，瘀血不行：

陈皮　归尾　桔梗　乌药　川芎　熟地　干姜　肉桂　红花　灵脂　三棱　莪术　白芷　香附　山楂　草果　甘草　砂仁一钱　生姜三片

水煎至八分，入童便一盅，热服。

产后乳汁不通（如妇人乳多，无小儿吃，乳房胀痛，欲乳回上，用麦芽二两煎，服立效。故产后切不用麦芽，戒之）：

漏芦　猪蹄（煅）　木通　肉桂　干姜　陈皮　乌药　白芷　山楂　益母　归尾　川芎　熟地　桔梗　甘草

水煎。

产后二日之后，瘀血奔上发狂，言语颠乱，不省人事，即为中风发狂之症：

陈皮　桔梗　乌药　山楂　柴胡　枳壳　三棱　蓬术　归尾　干姜　官桂　吴茱萸　砂仁

如奔下两腿如车轮之肿大者，不能展动，为恶血流滞入四肢之症：

陈皮　桔梗　山楂　柴胡　吴萸　白芷　干姜　木通　三棱　川牛膝　苏木　桂枝　归尾　桃仁

先用炒热麸皮熨之。

产后心腹绞痛，血迷心窍，不知人事，乃寻常瘀血、积血作痛，用失笑散：

五灵脂　朱砂（同炒）　蒲黄（炒）

三味等分为末，温酒下。

产后腹痛舒筋汤：

玄胡索　当归　桂心　杜仲　桃仁　牛膝　续断

水、酒各半

产后生肠不收，枳壳煎汤即收。

产后玉门不闭：

硫黄一两　吴萸七钱五分　菟丝子七钱五分　蛇床子五钱

水煎洗。

产后血晕，漆器烧烟熏鼻即甦。

产后子宫不收，痛不可忍：

淡竹叶煎汤，先熏后洗，后用五倍子末、白矾末，干掺效。

产后劳动，阴脱不收：

硫黄　乌鲗鱼骨各五钱　五味子二钱五分

共为末，掺阴处，即安也。

产后脱出，因用力太过，阴中突出一物，如茄子之状：

用石醋炒赤色，煎汤洗之，次日即收。一方或用石灰，煎汤洗之妙。

产后一二日服此药，永无百病：

益母草一把　当归三钱　生地三钱　甘草五分　川芎一钱五分　山楂三钱

用好酒一碗，童便（去头尾）一盅，入药内，同煎服。

产后血虚须补血，虽有别病，以末治之，迫败养心为主，切忌生冷之物，调理主方：

当归　川芎　熟地　肉桂　白芷　山楂　乌药　陈皮　桔梗　益母草　五灵脂　干姜　牛膝　甘草

发寒热加柴胡；口渴加天花粉；饱胀加草果；头痛加白芷、羌活；腹痛加玄胡索、茱萸；血晕加童便；瘀血不下加红花、三棱、莪术；咳嗽加柴胡、门冬；骨节疼痛加荆芥；恶心加半夏。

产后血虚，三朝空痛：

乌药　陈皮　桔梗　香附　白芷　干姜　肉桂　玄胡索　益母草　五灵脂　熟地　甘草　归尾　川芎　牛膝　山楂　三棱　莪术

产后儿枕作痛：

陈皮　乌药　桔梗　干姜　肉桂　五灵脂　熟地甘草　归尾　川芎　牛膝　山楂　益母草　白芷　香附

产后十朝，瘀血太多，小腹刺痛：

陈皮　桔梗　乌药　干姜　肉桂　白芷　芍药　川芎　归尾　熟地　牛膝　茱萸　山楂　香附　玄胡索

产后内伤，丹田刺痛：

归尾三钱　白术　肉桂　姜　陈皮　桔梗　白芍连翘　山楂各一钱　白芷二钱　玄胡索　乳香各五分胡桃肉三个

产后伤风，头痛骨疼，发热：

陈皮　桔梗　干葛　柴胡　羌活　归尾　川芎　白芷　肉桂　防风　荆芥　甘草　半夏　前胡　姜

产后乳水不通：

漏芦　猪蹄　木通　陈皮　乌药　白芷　山楂　桔梗　川芎　归尾　熟地　甘草　益母草　姜　桂

产后破伤风：

苏梗　归尾各三钱　防风　羌活　白芷　川芎　柴胡　干葛各二钱　陈皮　姜　桂　荆芥　前胡　木通各

一钱　半夏五分　甘草三分　葱　姜

产后气血两虚　不思饮食，小腹作痛：

归身三钱　熟地　白芍　香附各二钱　陈皮　桔梗
川芎　草果　乌药　干姜　桂　白芷　茯苓　砂仁各一
钱　玄胡索五分　甘草三分　五灵脂五分　姜三片

产后大补气血调理：

归身三钱　川芎　香附　白芷　山楂　熟地各二钱
陈皮　芍药　干姜　肉桂　茯苓　桔梗　乌药各一钱
甘草三分　枣一个

产后劳倦发热：

归身三钱　陈皮　花粉　熟地　骨皮　乌药各二钱
桔梗　香附　川芎　小柴胡　荆芥　砂仁各一钱　白芷
干姜　肉桂各五分　甘草三分　姜三片

产后食伤脾胃（名脾泻）：

陈皮　草果　苍术　厚朴　白芍　山茱　猪苓　茯
苓　白术　桔梗　肉桂　干姜各一钱　米仁　山楂各二
钱　甘草三分　枳实五分

产后十朝，瘀血不止，小腹急痛：

归尾二钱　陈皮　川芎　熟地　芍药　红花　干姜
肉桂　乌药　白芷　香附　三棱　莪术　草果　五灵脂
各一钱　玄胡索五分

产后中风不语：

石菖蒲　贝母各二钱　陈皮　防风　荆芥　苏梗
干葛　干姜　肉桂　牛膝　朱砂各一钱　白芷　乌药
砂仁　姜三片　童便一盅（另方用香附）

产后狂语，瘀血不行：

陈皮　归尾　桔梗　乌药　川芎　熟地　干姜　肉桂　红花　三棱　莪术　五灵脂　白芷　香附　山楂　草果　甘草　姜三片　砂仁一钱　童便一盅

热服。

产后痢疾，腹痛后重：

木香　茯苓　陈皮　山茱　米仁　白术　木通　苍术　厚朴　芍药　干姜　肉桂　玄胡　乌药　猪苓　泽泻　草果　半夏　砂仁

产后遍身疼痛，转侧不便，此恶血流滞四肢也，宜服此方。

归尾　红花　赤芍　荆芥　生地　川芎　防风　肉桂　干姜　牛膝　陈皮　乌药　苍术　木通　姜活　白芷　香附　甘草

外用炒麸皮熨转。

产后伤风，咳嗽吐痰，潮热：

骨皮　花粉　前胡　干葛　桑皮　陈皮　桔梗　门冬　杏仁　茯苓　甘草　半夏　乌药　归身　川芎　防风　小柴胡　姜三片　灯芯三十段

产后过月，小腹有块，升上升下作痛，此气血积聚，只定痛为主：

陈皮　枳壳　山楂　白芷　玄胡索　乌药　归尾　肉桂　干姜　草果　甘草　芍药　木香　五灵脂　萝卜子各一钱　姜三片

产后月余，忽然瘀血流行，小腹作痛，紫血块者：

干姜　肉桂　白芷　芍药　枳壳　陈皮　乌药　香附　桔梗　山楂　玄胡　归尾　川芎　熟地

产后月余，乍寒乍热，如疟疾状：

陈皮　归身　川芎　小柴胡　桔梗　花粉　生地　白芍　黄芪　茯苓　香附　羌活　乌药　山楂　甘草　半夏

产后疟疾：

甘草　防风　陈皮　桔梗　苍术　厚朴　熟地　茯苓　干姜（少）　肉桂（少）　花粉　砂仁一钱　乌梅一个　生姜三片

绝疟饮　常山　槟榔　草果　枳壳　青皮　苍术　厚朴　陈皮　甘草　半夏　乌梅一个

白酒同水煎，露一宿，五更凉服。

疟疾虚极，汗出不止：

归身　黄芪各三钱　熟地二钱　人参　鳖甲　白芍　苍术　厚朴　陈皮各一钱　枣子二个

劳倦血虚，遍身疼痛：

归身　川芎　白芍　陈皮　乌药　熟地　花粉　柴胡　香附　山楂　荆芥　羌活　白芷　甘草　苍术　砂仁五分　姜三片

虚劳黄瘦

归身　川芎　茯苓　陈皮　花粉　乌药　熟地　白芍　香附　白芷　山楂　柴胡　苍术　厚朴　甘草

小便淋漓作痛，闭涩不通：

木通　升麻　乌药　车前子　枳壳　芍药　猪苓

33

泽泻　陈皮　花粉　桔梗　大腹皮　草果　茯苓　甘草
白芷　香附

虚劳发热，咳嗽无痰，用止热止嗽药不愈，服犀角
地黄汤：

犀角　淮生地　银柴胡　胡黄连　橘红　骨皮　知
母　天花粉　天冬　麦冬　甘草　黄芩　茯苓　归身
川芎

产后通方论（后载方）

凡产后满月，气血充足则病不生，若气血虚弱，百
病俱生，妇人多患此。但临产之患恶血，岂能尽消？血
晕不省人事，心头饱闷，小腹胀痛。产后身子轻快，虽
有别病，且自安之，三朝以来，阴阳相争，寒热并至，
以家传妙方治之。不然，则三日一发，五日一发，七
日，十日一发，服药少可。如恶露不尽，其寒热即止。
月满之际，寒热交作，别病成患，不可言也。

陈皮　香附　当归　川芎　灵脂　莪术　三棱　肉
桂　干姜　玄胡索　白芷　熟地　枳壳　桔梗　苍术

加减：寒热加紫苏；昏迷不省加童便；遍身痛加乌
药；伤风咳嗽加桑皮、桔梗、杏仁；小便不通加木通或
通草。

又方：当归　川芎　熟地　干姜　白芷　肉桂　山
楂　乌药　陈皮　甘草　桔梗　益母　灵脂　牛膝

寒热加柴胡；渴加天花粉；饱胀加草果；头痛加白
芷、羌活；腹痛加玄胡索、茱萸；骨节痛加荆芥；瘀血
不下加红花、三棱、莪术；血晕加童便；恶心加半夏；

咳嗽加前胡、麦冬。

产后瘀血作痛：

归身二钱　灵脂　川芎　砂仁　香附　蓬术　山茱萸　赤芍　红花　干姜　乌药　肉桂　丹皮　枳壳各一钱　甘草三分

产后恶露不下，儿枕块痛，一切血气，脐腹撮痛：

当归　芍药　蒲黄　红花　玄胡索　血竭　桂心　没药　干漆（炒烟尽）

为末，酒调，每服二钱。

催生神应散　车前子一两　冬葵子三钱　白芷三钱　枳壳二钱

水煎，不拘时服。如不下，加牛膝；十月足，无阵痛，亦可服，连日不下，加牛膝二钱；痛急坠，加大腹皮八分；欲产不产而无阵痛者，血虚，加白芍、归尾、红花各一钱。

又催生用归尾、川芎、发灰一团、龟甲三片，临产水煎服。

产后门主方加减（载后）

陈皮　桔梗　乌药　牛膝　山楂　白芷　干姜（炒）　肉桂　香附　甘草　山茱萸（末）　玄胡索　五灵脂

三日外发寒热，加柴胡、当归尾；七日外发寒热，

妇科秘方

— 35 —

小腹痛，加三棱、蓬术、桃仁；十四日外发寒热，乃虚热也，加川芎、当归、熟地、茯苓、柴胡；廿一日腹中升上升下痛者，乃气也，加草果、豆蔻、槟榔、砂仁；小腹中一块痛，乃恶血不尽，加三棱、蓬术、归尾、桃仁；三四日或七八日，血已尽而升上升下痛者，乃气食相干症也，加草果、槟榔、枳壳、山楂、三棱、莪术。

初产三日至七日，小腹如有胎之状，此临盆进风，为破腹伤风症，加防风、荆芥、苏木、干葛、独活、蓬术、三棱、白芷；廿八日外，有鲜血、恶血来，即是淋漓，加天花粉、川芎、艾、牡蛎、地榆、黄芩、生地、白芍、当归、玄胡索、肉桂（去）、乌药（去）、茱萸（去）、干姜（去）；一月外，血虚寒热，加人参、白术、归身、川芎、茯苓、白芍、茱萸、干姜；咳嗽加杏仁、五味子、天冬；有风痰嗽，加干葛、紫苏、前胡、桑白皮；无风痰嗽，加茯苓、白术、当归、川芎、赤芍；恶心加半夏；发热加柴胡；赤白淋漓，加地榆、白芷、艾叶、牡蛎；失于调理虚损，加人参、白术、茯苓、甘草、黄芪、川芎、当归、白芍、熟地、肉桂、香附；三日外，瘀血奔上发狂，言语颠倒，不省人事，即是中风发狂，加陈皮、桔梗、乌药、山楂、柴胡、真朱砂、三棱、枳壳、蓬术、归尾、干姜、茱萸、肉桂；三日外，瘀血奔下，两胁肿胀，不便转动，即恶血流注，加陈皮、桔梗、山楂、木通、白芷、干姜、官桂、柴胡、三棱、蓬术、茱萸、牛膝、归尾、桃仁；恶心，虚气相干，积聚为痞，在左为血，在右为气，在中为痰，治血加陈皮、桔梗、乌药、山楂、香附、三棱、蓬术、五灵脂、玄胡索、归尾、川芎、木香、槟榔、草果；治气加枳壳、茱萸、青皮、豆蔻、干姜、官桂；治痰加半夏、南星、五灵脂（去）、官桂、茱萸、干姜；骨节疼痛加羌活；头痛加川芎、荆芥；二十日内大发热，必加炒黑干姜；风症加防风、荆芥、苏木、干葛、白芷、独活、蓬术、三棱；七日外，小腹作痛者，有块，发寒热，恶血未尽，或内伤产门，为阴伤症，轻则七日而愈，重则十四日而愈，极重而廿一日而愈，加荆芥穗、白芷、连翘、金银花；伤风加防风、紫苏、干葛；有痰加半夏、茯苓、甘草、陈皮；骨痛加羌活、当归；腰痛加茯苓、杜仲；小便不通加车前子、木通、泽泻、升麻；大便不通加郁李仁、麻仁、枳实，七日以外仍加大黄；泄泻加木通、猪苓、泽泻、山药、苍术、厚朴、米仁；痢疾加槟榔、木香、木通、猪苓、泽泻、枳壳；疟疾加柴胡、青皮、槟榔、草果、厚朴、甘草；血虚发热加川芎、当归、白芍（炒）、生地、黄芩；伤食加枳壳、山楂、草果、三棱、蓬术；中湿如水面上浮者之状，遍身浮肿，眼目视物不转睛者，加防风、荆芥、三棱、蓬术、茱萸、白术、干姜、肉桂、柴胡、归尾、桃仁、萝卜子、川乌、草乌（不可用多，每帖二分）；中风不语，不省人事，此乃恶血迷心，舌乃心之苗，故不语，必先观其眼珠转动治，不能转动者不治，加陈皮、桔梗、石菖蒲、归尾、乌药、门冬、桃仁、防风、辰砂、甘草。

产后方诀

产后不惟去恶血，白芷楂陈梗牛膝，
干姜肉桂萸茱乌，香附灵脂玄胡人。
三日外若发寒热，柴胡归尾不可缺。
七日寒热小腹痛，桃仁蓬棱三味精。
十四外来是虚寒，归芎柴茯地黄尊。
廿一日外腹中疼，升上升下作气论，
草果槟榔砂仁蔻，四味加添效如神。
心腹之中一定痛，原来恶物尤未尽，
速加棱术归尾桃，恶物出兮无余剩。
又有气食相干症，升上升下痛难禁，
果槟枳实共山楂，便是棱术亦可进。
初产三至七日间，小腹状若有胎然，
此是临盆进风故，破腹伤风自古传，
药用荆防苏术葛，独活白芷三棱添。
廿八恶血鲜血来，产后淋漓真大害，
四物汤加花粉索，黄芩地榆牡蛎使，
切忌葱姜乌桂萸，因有鲜血恐大溃。
一月外发血虚寒，亦忌前方五味全，
参术芎归茯芍药，补其血气免忧煎。
咳嗽天冬味杏仁，有风而嗽慢评论，
须加干葛前胡紫，桑白须加止嗽神，

无风而嗽须芍药，白术芎归用茯苓。
恶心半夏加些好，发热柴胡自古论，
赤白淋漓只四味，地榆艾芷加牡蛎。
失于调理至虚损，白术肉桂加人参，
当归生地川芎芍，香附黄芪甘茯苓。
三日外若瘀血虚，发狂颠倒中风形，
朱砂棱术柴官尾，乌壳姜楂陈萸梗。
三日外若瘀血坠，两足肿胀难进退，
前方减去朱乌壳，加人桃仁芷膝通。
积块棱术楂归尾，玄胡乌附木槟陈，
灵脂川芎桔草果，分气分痰仔细评，
气加青壳吴萸蔻，官桂干姜亦味佳；
若是痰兮用星半，减去灵脂桂姜萸。
骨节疼痛加羌活，头痛川芎荆芥临。
二十日内发大热，必用干姜须炒黑。
风症荆防苏木葛，蓬术独活芷三棱。
七日以外小腹痛，有块发寒血未尽，
或因内致产门伤，芷翘银花荆芥穗。
伤风苏葛与防风，有痰二陈汤须定。
骨痛羌活及当归，腰痛茯苓与杜仲。
小便不通车前子，木通泽泻升麻境。
大便枳实郁麻仁，七外不通将军应。
泄泻木通猪苓泽，山药苍朴薏米仁。
痢疾槟榔共木香，木通泽泻壳猪苓。
疟疾柴胡青皮草，厚朴槟榔草果仁。

妇科秘方

—— 39 ——

血虚发热四物苓，伤食楂壳果蓬棱。
中湿遍体多浮肿，眼目视物不转睛，
荆防蓬棱茱萸术，姜桂柴卜尾桃仁，
川乌草乌休多用，每帖只用二三分。
中风不语血迷心，眼定不必费精神，
眼珠转动稍可救，陈皮桔梗与桃仁，
菖蒲归尾同乌药，门冬防风甘草辰。

万病回生丹治产后十八症

人参三钱　白术三钱　白茯苓一两　甘草五钱　当归一两　川芎一两　熟地一两　白芍五钱　桃仁一两　玄胡一两　灵脂五钱　蒲黄一两　三棱五钱　羌活五钱　地榆五钱　牛膝五钱　良姜五钱　茱萸（用肉）五钱　陈皮五钱　苍术一两　香附一两　乌药二两五钱　木瓜五钱　青皮三钱　木香一钱　乳香一钱　没药一钱

共为细末，用大黄膏为丸。大黄一斤为末，苏木三两锉碎，用水五碗，煎汁三碗，去渣存汁。红花三两，炒黄色，入好酒一大壶，煮三五滚，去渣存汁。黑豆三升，煮熟去豆存汁三碗。外用好醋四碗，入大黄末搅匀，熬成膏，如干再入醋一碗，如此三遍。次下红花汁、苏木汤、黑豆汁，搅开大黄膏，令匀，入熬成膏，取出，盆内盛之，将锅巴焙干为末，与回生丹药细末和匀，将大黄膏为丸如弹子大，不拘时服，每用一丸，酒顿下。

此药专治产后十八症，奇传神效：

子死腹中第一，难产第二，胎衣不下第三，产后血晕第四，口干心闷第五，寒热时疟第六，四肢浮肿第七，癫狂乱语第八，失音不语第九，产后泻痢第十，百节酸疼第十一，尿血如鸡肝第十二，胀满呕吐第十三，咳嗽寒热第十五，喉中蝉声第十六，衄血生斑第十七，腰痛便涩第十八。

以上诸症，急用回生丹二三丸，酒化下，顿服即愈。

产后头疼，发热咳嗽，身热无汗，为之伤寒，加麻黄末三分，葱姜汤服；产后头疼，身热有汗，谓之伤寒，加桂枝三分，葱姜汤服。产后咳嗽不止，加人参三分，五味子八粒，苏叶三片，酒煎服。产后无乳，加天花粉末三分，当归末三分，穿山甲三分（炙黄色），为末，热酒服下，不拘时服，令揉乳千余转，其乳如涌泉而出。室女经闭不通，加蓬术末三分，赤芍末三分，姜黄末五分，天花末四分，同酒内倾化，不拘时服。妇人寻常前后月信不一，每用一钱，空心酒顿化服，切忌生冷咸酸等物。妇人中风，角弓反张，口噤涎沫，黑豆半升，炒令焦黑，候烟起以无灰，酒二升沃之，入磁器内，每用此酒半升，入独活五钱，同煎六分，温服。产后死血作淋，痛不可忍，此症亦能损胃不食，用土牛膝一合，水五盅，煎折其四，去渣，入麝香少许，空心服。产后瘀血冲心不能止者，用好醋一碗，烧红铁秤锤，连烊数次，服之即愈。

产后血痛：

归尾　赤芍　赤苓　玄胡索　丹皮　红花　香附
牛膝　陈皮　益母草　甘草

水煎服。如痛甚，加五加皮、三棱、蓬术、刀豆
壳。

乌金丸　产后可逐瘀血，能止腹痛，亦可行经，妙
不可述。

锦纹大黄八两（炒尽烟）　广木香一两　没药一两

二味共为末，煎大黄膏为丸如弹子大，每用一丸，
酒下。

黑神散（又名回生丸）　专治妇人经凝，产后瘀血
攻心，流血不止。兼治跌仆损伤，木石压坏垂死，不过
三服，用葱敷之，内用酒化一丸，加童便尤妙。如人见
官临杖，先服一丸，即能护心保命。

当归（酒洗）　赤芍（炒）　熟地（酒浸）　蒲
黄（炒）　桂心（去粗皮）　甘草各四两　黑豆（炒）
半升　黄茄种壳四两

以上为末，炼蜜为丸，每重三钱，随症用汤送下。

产后瘀血冲心，几乎绝者，用煤五六两一块，烧
红，淬酒数次，将酒服之，须臾即定。

产后去血过多而血晕：

当归　生地　乌药　荆芥穗　益母草　干姜（炒
黑）　红花

以童便、酒各半盅冲服。

产后骨节疼痛酸软，身子发热：

乌药　山楂　归尾　香附　生地　益母草　干姜
红花　苏木　肉桂

童便，酒各半，冲服。

产后头疼，身子虚弱：

当归　生地　香附　人参　知母　麦冬　干姜（炒
黑）　川芎　加童便

产后虚热，出汗不止：

人参　黄芪　白术　生地　川芎　黄芩　香附　知
母　益母草　加莲肉

产后腰疼腹痛：

杜仲　当归　生地　苏木　干姜（炒黑）　乌药
红花　香附　山楂　益母草

产后头疼腹痛，名为弄水：

干姜　肉桂　乌药　红花　山楂　益母草　当归
生地　香附　苏木　加童便　酒

产后口渴津枯：

知母　当归　山栀仁　麦冬　天花粉　生地　黄连
陈皮　甘草

产后血热相搏而发谵语：

柴胡　黄芩　生地　当归　半夏　山栀仁　麦冬
知母　陈皮　苏木

产后腰痛，腿软瘫：

当归　红花　苡迷仁　汉防己　羌活　防风　杜仲
生地　乌药　苏木　干姜

43

酒冲。

产后作泻或痢疾：

白术　茯苓　山药　白芍　陈皮　木香　枳壳　米仁　吴茱黄　人参　干姜（炒黑）　甘草　黄连　加砂仁　莲肉

产后头疼恶风：

羌活　细辛　藁本　当归　地黄　乌药　防风　香附　川芎

产后身热咳嗽：

白术　麦冬　知母　黄芩　贝母　桑皮　陈皮　枳壳　桔梗　黄连　干姜（炒黑）　山栀　有汗加黄芪

产后遍身发肿；

当归　白术　茯苓皮　芍药　黄连　木香　厚朴　大腹皮　萝卜子　人参　陈皮　枳实　加灯芯　砂仁

产后半月，血来不止：

当归　续断　蒲黄（炒）　黄连　地榆　干姜（炒黑）　黄芩　砂仁　熟地

产后声哑喉咙痛：

桔梗　薄荷　贝母　黄连　玄参　黄芩　山豆根　栀子　当归　白术　陈皮　甘草　白茯苓　天花粉　圆眼肉

产后腹有块疼痛：

乌药　山楂　肉桂　当归　地黄　红花　益母草　干姜（炒黑）　水酒

产后瘫痪不起：

秦艽　当归　生地　天花粉　羌活　香附　米仁
木瓜　人参　川牛膝　汉防己　黄芪

水煎，冲酒服。

产后心痛欲死者，百药不效，服此即愈：

五灵脂　蒲黄（炒）

为末，醋汤下。

产后风病不能行动：

防己一两　苍术二两半（泔水浸，炒）　白术二两
（土炒）　木瓜一两　米仁三两（水浸一宿，炒）　牛
膝二两（酒浸）　归身二两（酒炒）　芍药一两　生地
一两（酒浸）　红花三钱　橘红一两

共作十帖，水煎服。

产后胎衣不下，恶血凑心，其症心头迷闷，胎衣上
逆冲心，须臾不治，其母即亡：

干漆五钱　大附子一个（炮，去皮尖）　大黄五钱

醋熬干二味，为丸如桐子大，每服卅丸，淡醋汤送
下，须臾又进一服，胎立下矣。

产后恶露不尽，腹痛：

大归身　红花　川芎　干姜　肉桂　楂肉

小产下血久不止者：

人参　黄芪　当归　白术　白芍（酒炒）　甘草
阿胶（炒）　川芎　青皮（炒黑）　香附　艾　砂仁

水煎。

产后阴户内暴脱一物如帕，用力过大，元气下陷：

人参　黄芪　白术　升麻

— 45 —

后用川芎、当归、白芍、甘草调养。

小产后心腹疼痛：

当归　川芎　熟地　芍药　玄胡　香附　青皮　泽兰　丹皮　红花　桃仁

水煎，童便冲服。

产后胞衣不下，用夺命丹：

牡丹皮　大黄各四钱　附子三钱　干漆一钱

上为末，鸡子清为丸，土牛膝汤下。

产后虚汗不止：

人参　黄芪　当归　牡蛎　浮小麦　麻黄根　生姜

水煎服。

产后积聚，瘀血成块，宜破紫血丸，治之如神：

红娘子一钱（微妙）　蒲黄三钱　归尾（酒浸）斑蝥（去头足，焙）七分　雄黄　血竭一钱

共为细末，面糊为丸，如胡桃大，金箔为衣，每服九丸。空心酒送，一服痛止。

产后血气攻心单方：

香附研为末，每服二钱，好酒热下。

乌金散治产后十八症

木香　乌大豆　肉桂　真蒲黄　当归　血余炭　赤芍药　青皮　凌霄花　大蓟　小蓟　棕毛灰　红花　蚕种纸　朱砂　血竭　大黄

以上十八味，除灰外，俱研末，连灰、酒一处研匀，用姜汤或凌霄花汤，酒下亦可，病甚者，日进三服。

此药治胎衣不下，难产，产后血晕，口干心烦，产后寒热，四肢浮肿，癫狂，言语无度，乃血邪也，并治之。失音不语，骨痛酸疼，胸膈气满，呕吐，咳嗽，潮热不定，或小便涩，或舌干，鼻中出血，绕顶出斑，腰痛如刺，或腹疼痛，喉内蝉声，并皆治之。

黑虎丹治产后血症垂死者即生

五灵脂　川当归　川芎　良姜

等分，入砂盆内，再煎灵脂末，取调封缝纸，捣盐泥固济，炭火十斤，锻通红，去火候冷，开盆，看成黑糟研，入后药：

硫黄（半制半生）一两　花蕊石（煅）一钱　乳香一钱五分　琥珀一钱

俱令研细末，和匀，醋糊丸弹子大。每服一丸，炭火烧通红，投姜，自然汁（无灰），好酒各一合，童便半盅，研顿服。

妇 科 问 答

原题　郑氏女科秘传经症胎前产后问答方书

经症十八问

一问：妇人室女，一生经闭不通，服何药？

答曰：视其血，不足者当服养荣补肾之剂；脉有余而气阳并者当服顺气生血之剂。

养荣补肾：

生地　川芎　茯苓　白芍　陈皮　甘草　杜仲　续断　知母　当归　条黄芩

顺气生血：

川芎　当归　乌药　香附　陈皮　甘草　生地　花粉　木香　丹皮　玄胡索

二问：室女经闭成劳，服何药？

答曰：男子精盛则怀女，女子精盛则怀胎，阴阳和而雨泽降，速与配偶可也。宜补中益气汤：

人参　白术　陈皮　甘草　当归　黄芪　柴胡　升麻　茯苓　白芍　香附

三问：寡妇尼姑经闭，服何药？

答曰：此独阴无阳也，宜服养血剂：

生地　川芎　当归　白芍　茯苓　陈皮　甘草　知
母　杜仲　黄柏　香附

四问：娼妇经闭，服何药？

答曰：娼妇无经闭之理，因原气不足而为男子所
伤，故经闭而不通。宜服补血之剂：

熟地　川芎　当归　白芍　茯苓　陈皮　甘草　杜
仲　川断　香附

五问：妇人室女经事过期而来，服何药？

答曰：此症有气涩滞者，有血虚者。肚不痛身微热
当服清热养荣剂：（批：此症单是血虚肚不痛者为真）

首乌　知母　条芩　当归　生地　白茯苓　白芍
陈皮　香附　甘草

气血涩滞者肚痛、腰痛、胸膈不宽，当服顺气和荣
汤：

乌药　香附　木香　陈皮　川芎　玄胡索　丹皮
当归　红花　甘草

六问：经事不及期而来，服何药？

答曰：此症有血热者，有气多伤血海者，大抵血热
妄行之症多耳。血热者，宜服凉血地黄汤：（批：此症
宜问经色紫者为火为热，淡者为寒为虚）。

犀角　地黄　白芍　黄芩　知母　山栀　甘草　当
归　茯苓

气多伤血海者，服益气养荣汤：

香附　甘草　川芎　白茯苓　白芍　当归头　生地

陈皮　杜仲　川续断

七问：妇人经事将来而小腹作痛，服何药？

答曰：过期作痛属血虚，当服养荣之剂。此气血涩滞，宜服顺气和荣汤：

乌药　香附　枳壳　苏梗　陈皮　玄胡索　甘草　川芎　当归　白茯苓　白芍　牡丹皮　木香

八问：经水有紫黑色，有深红色，服何药？

答曰：紫黑有二，有气血相并者，有热而成者。气血相并，肚痛是也；热而成者，肚不痛是也；淡红色者，血虚也。三者皆宜服四物汤：

熟地　当归　芍药　川芎

九问：妇人月水淋漓不断者，服何药？

答曰：此症多属气，亦有经行之时食生冷物，多有此症。宜服归附丸：

当归四两（酒洗）　香附四两（酒洗）

十问：老年经水不断，服何药？

答曰：经水不断成淋，然气血俱盛，虽老年不断亦无妨。宜加减补中益气汤；

人参　白术　甘草　橘红　柴胡　升麻　香附　川芎　归身

十一问：妇人淋症，服何药？

答曰：淋症肾虚而膀胱热也。肾虚则便数，膀胱热则便涩，其状：小腹疼痛，涩数淋漓。故淋症有五：曰赤、曰白、曰热、曰石、曰沙，当辨其湿热虚实而治之，不可执一论也。若小便频频欲出而不多，此肾与膀胱俱虚而热乘之也，不可以淋症治。宜服滋阴抑火方：

　　黄柏　生地　升麻　甘草　知母　柴胡　防己　当归　山栀　陈皮

　　十二问：妇人白带，服何药？

　　答曰：湿气流注下焦，渗泄膀胱，故变为白带。其症腰酸痛，四肢少力。宜服后药：

　　川芎　知母　归身　杜仲　白茯苓　生地　白芍　山茱　陈皮　牡蛎　甘草　续断　牛膝

　　十三问：妇人暴崩而血不止，服何药？

　　答曰：阴阳相搏谓之崩。血不归经，故下血不止耳。宜服调荣益气汤：（此症急救方：用墨荷叶蒂及枣灰，以大红棕纬煎。批：此三味煎汤调服，历用多效。又用棕蓑衣烧灰，陈酒送下即愈）。

　　川芎　白茯苓　香附　归头　人参　荆芥　白芍　阿胶　杜仲　蒲黄　地榆　生地　续断　甘草

　　十四问：血崩而小腹作痛，服何药？

　　答曰：血崩脉急者死，迟者生，紧大者死，虚少者生。崩痛病而腹痛，医者甚难治。治崩而腹愈痛，治腹痛而愈崩甚。愚即用前调益气汤加小茴香一钱，服之频效。医家明此症者鲜。

　　十五问：妇人月水准而不成胎者，当服何药？

　　答曰：有女子宫寒者，有男子宫冷不入子宫者，皆不受胎。宜服暖宫种子补荣之药：

　　蕲艾（醋炙）二两　当归（酒洗）二两　知母二两　木香少许　香附四两　茯苓二两　黄柏二两　人参二两

杜仲二两　山萸二两　生地三两　熟地二两　牛膝二两
川芎二两　枸杞子二两

十六问：妇人咳嗽吐血，腹痛泄泻，胸膈痞闷，喉咙痰塞，饮食少进，手足麻木，如此之症，当服何药？

答曰：人以脾胃为主。胃为水宫之海，脾为传化之器，而气血精光，皆赖饮食以滋养。若气禀素弱，兼之气郁不舒，则脾胃必伤，而精神益减，此前症所由生也。咳嗽吐血者，肺热生痰，而肝不纳血也；腹痛作泻者，暴注不迫或有痰饮，或有食疼而腹泻，泻而腹疼，亏损乎脾土之气也；胸膈痞塞，随火上升，窒碍于咽喉之间也；饮食少进，胃弱而不能运化者，手足麻木，湿痰滞于经络也。如此之症，受病多端，若不早治，恐后难去其根也。用药亦不易，若以热症治之，反助火而生痰；若以寒剂服之，必损胃而成泻，顺气宽中而体愈气，补血则中益满而肠必滑。宜服平肝剂、清心火、滋肾水、清肺金、健脾土之药，以拔去病根，痰疾可瘥矣。然必须戒恼怒、节饮食、省劳碌方妙。宜服平肝清肺健脾汤：

黄连　花粉　木通　白术　白芍　柴胡　泽泻　甘草　陈皮　贝母　山楂　苏梗　白茯

十七问：妇人久患崩症，兼之泄泻，当服何药？

答曰：宜服补血、调血、调荣健脾之剂。

生地　白术　续断　白茯苓　陈皮　当归头　白芍甘草　杜仲　蒲黄　泽泻　山药　黄连

十八问：妇人伤寒，何治？

答曰：妇人伤寒与男子不同。男子调其气，妇人调其血。况妇人以血为本，气血宜行，其神自清。若经后、产后去血过多，津液燥少，致使阴阳俱虚、乍寒乍热，有类伤寒。但当服清热养血和解之剂：

川芎 当归 柴胡 黄芩 陈皮 甘草 防风 花粉 紫苏 白茯苓

胎前三十四问

一问：胎前不语者，何治？

答曰：凡声出于肺，不言多属痰，盖气闭于心窍也。亦有哑胎，不必服药。

砂仁（一两水煎，空心服）

二问：胎前伤寒，服何药？

答曰：宜服紫苏饮，以发散风邪。

紫苏 香附 枳壳 黄芩 羌活 防风 柴胡 陈皮 甘草 川芎

三问：胎前霍乱吐泻，服何药？

答曰：因孕妇饮食不节，触冒风邪寒冷，致使阴阳不得、清浊相干、膈胃虚冷，此霍乱也。如壮热或心腹痛，使风入于腹内，吐泻并发，甚以伤胎。急服下药：

厚朴 香附 橘红 当归 人参 干姜

四问：胎前大小便不通，服何药？

答曰：脏腑气盛而生寒热，热积停处即成病也。若热入大肠，则大便闭。宜服下药以润之：

木通　枳壳　赤茯　山栀　甘草　车前子　麻仁瞿麦　黄芩

五问：胎前咳嗽，服何药？

答曰：五脏六腑皆受气于肺。咳嗽者，感于寒也。秋则肺受之，冬则肾受之，春夏则心肝受之。其诸脏咳嗽不已，则伤胎。宜服后药：

白芍　白茯苓　橘红　桑皮　连翘　甘草　知母山栀　桔梗　前胡　黄芩　贝母

六问：胎前鼻衄，服何药？

答曰：由伤动血气所致，若血气调和，则病奚。有劳伤、生动。因而生热，气逆流于鼻，则衄，多致坠胎。产后衄者不治，宜服下药：

犀角　阿胶　生地　当归　桔梗　黄芪　白芍　白茯苓

七问：胎前痢疾，服何药？

答曰；脉沉细者生，洪大者死。经云：胎前痢疾，产后多死。宜服黄连护胎饮，可无虞。

人参一钱　甘草六分（要白）　豆蔻八分（要白）陈皮一钱　木香少许（另磨）　厚朴一钱　黄连一钱泽泻八分　归身一钱　茯苓一钱　白术一钱　白芍一钱五分

八问：胎前疟疾，服何药？

答曰：以草果饮治之，即愈。

甘草　草果　乌梅　苍术　厚朴　陈皮　枳实

九问：胎前眩晕，服何药？

答曰：有痰，有虚，痰则服补中益气汤：

黄芪五钱　甘草五钱　人参三钱　白术七钱五分
柴胡四钱五分　升麻五钱　陈皮七钱五分　贝母　竹沥
一两

水二盅煎八分服下。

虚则宜服十全大补汤：

人参（去芦）　白术（去芦上蒸炒）　甘草（炙）
当归（酒洗）　黄芪　白芍（酒浸炒）　地黄（酒洗
焙）　川芎　内桂（去皮）

上㕮咀，每服五钱，水二盅，姜三片，枣二枚，煎
八分，空心服。

十问：胎前四肢浮肿及腹大，服何药？

答曰：因产过虚，水血散入四肢，遂致腹胀手足
（浮肿）、面目昏浮、大便闭结。必利小便为主，宜服后
药：

苏梗　陈皮　白茯苓　桑皮　枳壳　大腹皮　木通
桔梗　车前子

**十一问：胎前内伤，凝血作痛，既不能服活血之
剂，何以治之？**

答曰：此必内伤，宜安胎为主。服：

川芎　当归　白芍　艾叶　白茯苓　甘草　陈皮

香附　乌药

十二问：胎前手足麻痹，服何节药？

答曰：此血少耳，宜服补血安胎之剂：

人参　白术　白茯苓　生地　当归　白芍　甘草
香附　黄芩　川芎

十三问：胎前忽耳聋，忽目盲，服何药？

答曰：此暴怒所致，宜服安胎饮：

当归　陈皮　白芍　甘草　川芎　熟地　黄芩　白
术　砂仁

十四问：胎前咳嗽吐血，吉凶若何？

答曰：诸血皆可治，惟面青声哑者不治。宜服安胎
清金饮：

知母　白茯苓　五味子　甘草　前胡　款冬花　麦
冬　桔梗　黄芪　人参　阿胶（蛤粉炒）

十五问：胎前下血不止，服何药？

答曰：因劳役、恼怒，触动胎气，故下血耳。宜服
固胎保安汤：

川芎　香附　归首　蒲黄　阿胶　艾叶　白术　生
地　黄芩

十六问：有胎无胎，何验？

答曰：六脉洪大而身不热者，是也。反则无胎。左
手大为男，右手大为女。六脉洪大者，难胎也，两手洪
大者，是双胎也。

十七问：妇人腹胎有鬼胎，何验？

答曰：视其脉，乍大乍小、乍短乍长，或时鸟啄，

或绵绵而来，不知度数，浮沉不一者，是也。宜灸鬼哭穴。

十八问：妇人欲产未产，何治？

答曰：此气逆也，当顺其气，自然安妥。宜服：

砂仁　白芍　乌药　香附　白茯苓　大腹皮　陈皮　甘草　苏梗　川芎　当归

十九问：妇人未产，乳汁先生，何故？

答曰：此名鬼泣，不必服药。

二十问：胎死腹中，何治？

答曰：小便作痛，如寒热、面黑而青者，子死也。因胎母患热症，熏灸其胎，是以欲死。宜用：

官桂一钱　麝香五分

研细末温酒服下。

二十一问：妊娠难产，累日不下者，何治？

答曰：宜服顺气滑胎饮：

川芎　当归　白茯苓　白芍　苏梗　大腹皮　乌药　香附　陈皮　甘草　天花粉　车前子　滑石　葱头三个　伏龙肝　黄杨头七个

或产生如醒散（秘传用蛇蜕一条煅）

麝香一钱　金箔五张　朱砂三钱　伏龙肝一钱　车前子一钱　当归一两　秋葵子三钱　牛膝二钱　白芷三钱　枳壳二钱　川芎二钱　白芍一钱　大腹皮二钱

二十二问：胎上逼心，何治？

答曰：因妊娠血气不和，而劳役过度，致儿恐动，而上逼心。宜服安胎理气饮：

香附　乌药　白茯苓　白芍　川芎　归身　人参
苏梗　陈皮　甘草　大腹皮

二十三问：**妊娠心腹痛，服何药？**

答曰：宜服分气和平汤：

乌药　香附　木香　青皮　白芍　陈皮　苏叶　归
首　枳实

二十四问：**胎未下，胞水先破，盖服何药？**

答曰：宜服无忧散：

当归三钱　川芎三钱　白芍三钱　木香一钱五分
枳壳一钱　乳香二钱　血余灰一钱五分

二十五问：**横产，服何药？**

答曰：小儿生下先露手，忽露臂，未尝用力，产母
遂知横而不能下。设有此疾，即令仰卧，令收生者轻手
推儿身，渐渐直进，以中指抵其背推上去，候其转身，
与推生散一盅，方可用力。

车前子　当归　秋葵子　牛膝　白芷　大腹皮　枳
壳　川芎　白芍

二十六问：**倒产者，何治？**

答曰：因胎气不足，用力太早，致令生不顺而足先
露也。当令产母仰卧，使收生者推入分毫，产母不得用
力，亦不可惊恐，候儿自顺，却令收生者轻手纳入阴
户，推其足上，渐渐顺下。待其自转门户，煎催生散服
之，方可用力。

二十七问：**偏生者，何治？**

答曰：因儿回转其身，未顺生路，却被产母用力一

送，致令儿头偏，虽近门路而不能生下。当令仰卧，使收生者轻推儿上，以手抵其头，用力生下。

二十八问：冻产者，何治？

答曰：三冬血凝不散，以致难生。宜闭户生起火炉，以绵衣裹产母，和其血，则易产也。

二十九问：盘肠生者，何治？

答曰：临产则肠先出，复产子，子缓其肠不收。以醋半盏、新汲水七分，三噀产母面上，其肠即上。上收一法：用蓖麻子十四粒，研膏贴产母头顶上，其肠即上，上即收去。

三十问：临产时，胎死腹中，何治？

答曰：因产母潮热经旬，脏腑热极熏其胎，又兼吃热毒之物，或交合伤胎，致子死腹中矣。宜服下药：

车前子　当归　秋葵子　牛膝　枳壳　大腹皮　乳香　白芍　甘草　木香　川芎　白芷

三十一问：小产者，服何药？

答曰：因妊娠血气不足，怒气伤肝，血不能养胎故也。大抵正产之理顺，小产之理逆，凡遇妊后，多服安胎之剂为妙。不然，血室滑致小产者多矣。

三十二问：胎衣不下者，何治？

答曰：积血攻入衣中，粘滞不能坠落也。宜服后药。

红花　枳壳　当归　赤芍　蓬术　天花粉　朴硝官桂　甘草　威灵仙

三十三问：胎前伤寒，服何药？

答曰：安胎为主：

紫苏　白茯苓　枳壳　香附　黄芩　陈皮　甘草　川芎　当归

三十四问：胎前小便不通，腹中作痛，服何药？

答曰：宜服后药：

枳壳　甘草　山栀　灯心　苏梗　白茯苓　白芍　木通　陈皮

产后三十四问

一问：产后阴脱，何治？

答曰：因气血俱虚，不能升敛也。宜服：

人参　当归　白茯苓　麦冬　甘草　川芎　生地　陈皮　香附

二问：产后玉门不闭，何治？

答曰：宜服后药：

川芎　当归　茯苓　陈皮　甘草　续断　杜仲　人参　牛膝　熟地

三问：产后不语者，何治？

答曰：心有七窍，因产后败血闭于心窍，心气闭塞，故不语也。宜服：

石菖蒲　荆芥　香附　茯苓　当归　陈皮　甘草　丹皮

四问：产后狂言乱语，何治？

答曰：因产后之气虚弱，神不守舍故也。宜服后药：

茯苓　远志　枣仁　荆芥　甘草　石菖蒲　当归　川芎　香附　陈皮　丹皮

五问：产后咳嗽，服何药？

答曰：宜服清肺饮：

玄参　桔梗　前胡　山楂　天花粉　白桑皮　甘草　枳实　牡丹花　马兜铃

六问：产后发热，口干作渴，唇裂生疮，服何药？

答曰：宜服后药：

连翘　花粉　玄参　桔梗　前胡　丹皮　当归　陈皮　甘草

七问：产后寒热如疟，服何药？

答曰：宜服后药：

川芎　枳实　当归　前胡　白茯苓　半夏　丹皮　青皮　香附　甘草　陈皮　山楂

八问：产后小便短涩，服何药？

答曰：此血热积于小便也，宜服八正散：

木通　猪苓　泽泻　茯苓　赤芍　海金沙　广皮　甘草　瞿麦　灯心　车前子

九问：（原缺）

十问：产后中风不语者，何治？

答曰：因产后元气虚弱，或赤脚下床踏于冷地，或月内房事，或当风取凉洗，风邪触伤所致。宜服后药：

妇科问答

川芎　半夏　当归　广皮　枳实　丹皮　甘草　白茯苓　防风　僵蚕　赤芍

十一问：**产后取重物，膀胱**①**坠下，出外不收，何治？**

答曰：产后原气虚弱，又劳役太过，致伤五脏，故阴中挺出一物。宜服：

升麻　熟地　当归　川芎　白茯苓　山茱萸　人参　广皮　甘草

十二问：**产后忽心痛，不可忍，何治？**

答曰：此亦恶血上升之故也，宜服后药：

枳实　乌药　蓬术　青皮　山楂　玄胡索　广皮　甘草　厚朴　没药　木香　小茴香

十三问：**产后疟疾，何治？**

答曰：宜服后药：

川芎　广皮　山楂　青皮　半夏　白茯苓　枳实　厚朴

十四问：**产后痢疾，何治？**

答曰：宜服胃风汤：

木通　猪苓　泽泻　苍术　厚朴　山楂　蓬术　白茯苓　赤芍　陈皮　木香　草豆蔻　枳实　甘草

十五问：**产后吞酸，何治？**

答曰；宜服下药：

枳实　丹皮　山楂　香附　广皮　厚朴　半夏

---

①　膀胱：当作子宫。

甘草

十六问：产后眩晕，何治？

答曰：宜服下药：

天麻　当归　白茯苓　荆芥　前胡　花粉　陈皮
丹皮　益母草

十七问：产后麻木，何治？

答曰：宜服后药：

生地　当归　天麻　白茯苓　丹皮　广皮　秦艽
甘草　杜仲　牛膝　续断

十八问：产后血晕，何治？

答曰：宜服清魂汤：

川芎　当归　荆芥（炒）　　泽兰叶　益母草　石菖
蒲　白茯苓　甘草　赤芍　牡丹皮　广皮

十九问：产后小腹痛，何治？

答曰：此瘀血未尽也，宜服芎归散：

川芎　归尾　红花　赤芍　丹皮　玄胡索　蓬术
香附　乌药

二十问：产后乳汁不通，何治？

答曰：宜服芎归涌泉汤：

川芎　当归　木通　白芷　花粉　漏芦　甘草　桔
梗　陈皮　赤芍　牡丹皮

二十一问：产后兜枕痛，服何药？

答曰：小腹中有块，疼痛者是也。宜服芎归汤：

川芎　归尾　乌药　香附　蓬术　玄胡索　红花
丹皮　陈皮　赤芍　花粉　厚朴

— 63 —

二十二问：产后谵语，何治？

答曰：心主血，产后去血过多，精神失守故也。脉若大热甚者，难治。宜用镇心宁神汤：

酸枣仁　石菖蒲　茯神　远志　麦冬　甘草　黄连　陈皮　薄荷　当归

二十三问：产后瘀血不止腰痛者，服何药？

答曰：宜服益荣汤：

川芎　白茯苓　当归　白芍　甘草　香附　续断　陈皮　杜仲　牛膝　知母　破故纸

二十四问：产后汗出不止，何治？

答曰：宜服后药：

麻黄根　酸枣仁　白茯神　麦冬　赤芍　炙干姜　益母草　当归　甘草　陈皮

二十五问：产后频尿而不多者，何治？

答曰：此湿热也，宜服渗湿抑火之剂：

通草　陈皮　花粉　白茯苓　白芍　车前子　玄参　甘草

二十六问：断产，服何药？

答曰：宜服无忧散：

白芷　赤芍　川芎　当归　丹皮　玄胡索　蓬术　陈皮　花粉

二十七问：产后乳痈，何治？

答曰：宜服橘翘汤：

橘叶　连翘　川芎　当归　花粉　桔梗　玄参　枳壳　陈皮　甘草　防风　青皮　赤芍　牡丹皮

二十八问：产后小便不通，服何药？

答曰：宜服通水散：

桃仁　郁李仁　麻仁　当归　木通　陈皮　蓬术
天花粉　猪苓　前胡　枳实　牡丹皮

二十九问：产后血泄泻，服何药？

答曰：此脾肺二经受病，宜服清热宁肺健脾汤：

前胡　黄连　花粉　桑皮　桔梗　玄参　木通　泽
泻　猪苓　白茯苓　山楂　赤芍　陈皮　甘草

三十问：（原删）

**三十一问：产后大便七、八日不通，发热腹胀，何
治？**

答曰：宜服顺燥宽中汤：

枳实　陈皮　大黄（酒制）　当归　麻仁　郁李仁
桃仁　丹皮　花粉

三十二问：产后腿足疼痛，不能行步，何治？

答曰：宜服芎归独坐汤：

独活　牛膝　红花　杜仲　米仁　桑寄生　川芎
甘草　当归　丹皮　秦艽　萆解　木瓜　防己

三十三问：产后伤寒，何治？

答曰：产后去血过多，元气虚弱，乍寒乍热，状如
伤寒也。轻轻淅淅恶寒、翕翕发热、微嗽鼻塞，重者头
痛体疼，饮食不进。虽当发汗，如麻黄不可用。宜服后
药。

花粉　丹皮　甘草　山楂　干葛　陈皮　枳实　羌
活　前胡　川芎

三十四问：产后胸膈不宽，小腹疼痛，时发寒热，何治？

答曰：产后元气虚弱，瘀血未尽，余血与气相搏，随其上下而成胸膈不宽、小腹疼痛，时发寒热也。若以血虚用参、芪、地黄之药，则瘀血补住而不行；若以积聚而用姜、桂、蓬术之药，则元气益耗而愈虚。当服生新血、去瘀血而调理之药，方为两全。用理气和荣汤：

川芎　甘草　当归　香附　丹皮　益母草　山楂　红花　木香少许　白茯苓　陈皮

临产时先服四物汤，加枳壳以理气，加牛膝以达下，屡试屡验。产后服童便一盏。

杂症四十三问

一问：妇人中风，右身半边不遂者，何治？

答曰：右属气，此伤气也。须服行气汤：

人参　香附　白芷　青皮　陈皮　白茯苓　白术　甘草

又用八味顺气散加枳壳、香附，腰痛加红花、柴胡。凡中风者先服此汤以顺气。

二问：妇人中风，左边半身不遂者，何治？

答曰：左属血，此伤血也。须服活血之药，

当归　枳壳　香附　红花　甘草　赤芍　乌药　青皮　木香　官桂

三问：**妇人中风，口眼歪斜，言语不清，头痛难眠者，何治？**

答曰：血少着风，医风先医血，血行风自灭。须服大补气血之剂，兼治痰。用二陈汤。

四问：**妇人中风，有肥瘦不同，如何治之？**

答曰：肥人治痰，瘦人补血。用补中益气汤，加贝母、黄连。

五问：**妇人中风，有汗不出与大便秘结，如何治之？**

答曰：大补血、生血兼痰治之，以四物汤为主，去熟地。

六问：**妇人伤风咳嗽，有痰、身热、头痛多汗者，何治？**

答曰：用旋覆花汤加人参。

七问：**妇人头痛身热，患咳嗽者，何治？**

答曰：用人参败毒散，咳嗽加桔梗、半夏、桑皮、姜三枣一。

八问：**妇人咳嗽有发子旦者，何治？**

答曰：此阳火也，用黄芩之类治之。

又问：有发于夕者，何治？

答曰：此阴火也，用生地之类治之。

九问：**妇人连年咳嗽不止者，何治？**

答曰：此脾胃虚寒也，用人参润肺汤。

十问：**妇人胸中嘈杂，食过即饥者，何治？**

答曰：此虚火太盛也，用山栀、半夏、黄连、橘

— 67 —

红。若肥人，用二陈汤加白术、苍术、山栀、抚芎。

十一问：妇人胸中常饱，不能进食者，何治？

答曰：此浊气在上，故生膜胀。用木香顺气散。

十二问：妇人夏四月四肢倦怠，气不能舒者，何治？

答曰：调理脾胃为上，用清暑益气汤。

十三问：妇人周身骨痛，有风、有劳、有痰者，何治？

答曰：周身痛，心嘈，痰也。用二陈汤，加枳壳、山栀、橘红；满身痛、手足肿者，湿也，用健脾汤；满身痛、内热、口干、面黄者，劳也，以血虚断之，用逍遥散；身热、咳嗽者，风也，用金沸散。

十四问：妇人皮肤折裂，口渴舌干或大小便结者，何治？

答曰：此症要犯血淋，今所患者，血枯也。当以散血补气为主，如生地、黄连、知母之类。

十五问：妇人小便利而大便结，或大便通而小便结者，何治？

答曰：宜服生血之剂。

十六问：妇人喉中痰塞如块，又如梅核吐不出、咽不下，何治？

答曰：此气郁也，用二陈汤，去半夏，加贝母、黄连、枳实可也。或用四七汤治之，尤妙。

十七问：妇人饮食呕吐而不纳，甚至药亦不纳者，何治？

答曰：此伤胃也，宜服下药：

半夏　生姜　藿香　乌梅　忌甜食。

十八问：妇人老疟而腹中有癖者，何治？

答曰：宜用清胃汤。

十九问：**妇人泻而见血，有散、有块、有鲜、有紫，如何辨其为伤、为痢、为脏毒？**

答曰：泻而见血，有散有块，以手按之，腹作痛，此伤也，用胃风汤；腹作响，即欲去后者，此痢也，用加减平胃散；腹不痛，不时去血，乃脏毒也，用槐角丸。

二十问：**妇人痢疾，不去纯者，何治？**

答曰：此中暑毒盛，此症难治。

又问：禁口痢者，何治？

答曰：此热毒冲心，呕而不食也。用黄芩、吴茱萸，或仓廪汤。

二十一问：**妇人胸中作痛，呕吐清水，得食即止，不食即饥者，何治？**

答曰：此火病也，服养胃汤，去参，加姜、炒黄连、香附，

二十二问：**妇人呕吐清水及黄水，食物痰饮，冬、夏各用何药？**

答曰：用养胃散，夏月去参加半夏，冬月用炮姜。

二十三问：**妇人腹胀者，何治？**

答曰：此多气也，用木香流气饮。如气下陷，加升麻，有痰，加半夏。

二十四问：**妇人胸中痞满壅塞者，何治？**

答曰：宜用指迷七气汤加木香。

二十五问：**妇人腹中有块，聚散生降、发寒热作痛者，何治？**

答曰：有形作血治，服：

蓬术　甘草　三棱　藿香　香附　益智仁　半夏　姜　枣

二十六问：**妇人时时腰痛者，何治？**

答曰：用补中益气汤，加杜仲。

二十七问：**妇人腰膝走注，痛如虎咬之状不可忍者，何治？**

答曰：此伤也，当服活血药，如当归、白术、牛膝之类，加童便。

二十八问：**妇人跌仆闪挫，损伤凝血，胸肋作痛者，何治？**

答曰：用活血药，加丹皮，此乃生新血、去宿血之药。煎好，加童便。

二十九问：**妇人心胸嘈杂者，何治？**

答曰：妇人多患此症，乃多痰故也。皆汗夜变成痰涎。不知，以血嘈治，谬矣。宜用旋覆花汤，加贝母、姜汁。

三十问：**妇人遍身麻木者，何治？**

答曰：麻者，气虚也；木者，无血也，又有胃中有痰而麻木者，有血虚而麻木者。凡妇人肥，血而心嘈，当以痰治之；黄瘦而无力者，当以血虚治之。

三十一问：**妇人遗尿、遗粪者，何治？**

答曰：此气虚也，宜用补中益气汤，数帖而愈。

三十二问：**妇人阴痛、阴痒者，何治？**

答曰：此湿也，用柴胡石膏汤。

三十三问：**妇人阴痒不可忍者，何治？**

答曰：此湿热生虫蚀之也，不治，渐渐淫入脏腑。速用杏仁研烂，布包入阴户之内，一二日即愈。

三十四问：**妇人小便尿血者，何治？**

答曰：此下元委曲之火也，炒山栀不可无。

三十五问：**妇人破伤风，如何断之？**

答曰：此患非轻。如头目青黑、额上出汗如珠不流、眼小目瞪、身上出汗如油，必不可治。如伤不至此，当服防风散。

三十六问：**妇人腹中有块，诸药不效者，何治？**

答曰；宜鬼见愁草打汁，和酒饮之。或晒干为末，酒调亦可。

三十七问：**妇人交伤者，何治？**

答曰：小便出大便者，谓交伤，传送失度也。用茯苓散分利水谷，再服黄连阿胶丸。

三十八问：**妇人喉咙作痛者，何治？**

答曰：此名虚火，不可误以乳蛾治之。止用人参、薄荷、贝母、干葛、桑皮、甘草、桔梗、玄参、花粉、当归、生地之类。如因酒伤人作痛，去人参治之。

三十九问：**妇人阴户生疮者，何治？**

答曰：用桃仁捣烂，麻布裹塞之。

四十问：妇人阴户如冰者，何治？

答曰：用母丁香，缝纱囊如指头大者，塞入内即暖。

四十一问：妇人无病而阴痛者，何也？

答曰：必交伤也，用炒盐，青布裹熨之。

四十二问：胎前心口气塞，腹痛自痢非痢，何治？

答曰；以安胎为主。宜用后药：

白术二钱　紫苏五分　甘草五分　陈皮八分　当归二钱　川芎一钱　黄芩八分　木香三分

气顺，去木香；虚，加熟地；腰痛，加山药、姜一片、枣三个。

四十三问：妇人产后腰痛、腹痛，恶露似通非通，何治？

答曰：可用后药：

川芎一钱　当归二钱　甘草三分　桃仁十粒　干姜五分　酒六匙，煎服。

张氏妇科

白蒲岭张氏女科

唐时开通年间，有一神人借宿于慈邑张氏家，次日将书付张氏之妇，开卷视之，乃女科也。初以调经，其法和气血、均寒热，而世无不育之妇；次以胎前，其法补气血、清痰火，凡有诸症必先安胎为主；次以胎前产后，其前后不同。此书数百年来隐而不发，今予得以医论十三篇而无遗症。胎前产后各各辨明，与诸家用药大有不同，传与当世医者，庶免妇女之大难。得此书者，当存好生之心，勿秘可也。

广 嗣 论

凡当妇不受孕者无他，多因气血不调，寒热不均。有气盛而血虚者，气血流通，遍走四肢，使血不得积聚于子宫，子宫枯燥，往来易感阳气，不能成胎。大宜补血，使血与气相配，孕斯成矣。大凡气盛血衰者，其月水多不应期而至，或数月一至，或期年一至。医者慎不作血看。大宜补血，慎勿破血。有血盛而气衰者，血不能自行，随气而动，气衰不运，多积于子宫，满则溢也。其月水不月而至，今呼为败。慎勿用养血之剂，盖养血之药又能活血，补之非徒无益，而病反加剧矣。宜重用参术补气，使气能配血，则病可愈而孕可怀也。有热胜者：其月水必先期而至。如大热者，其腹大痛；微热者，其腹微痛。慎勿作寒痛看，虽易入阳气，岂能怀孕乎？当服寒凉之剂以调之。有寒胜者：必月水后期而至，其腹不碍痛，若精气不能易入，岂能久存于腹？宜服温暖之药以调之。气血既平，寒热既和，则无不孕矣！

胎 前 论

凡孕妇诸症别无他故，因受胎之后，气血有亏，不能滋养其胎而母病至矣。气血既虚，使胎不安于母腹，须大补气血，则胎自安。有胎动而母病者，安其胎，母病愈。盖胎前患病，以安胎为主。若胎孕一动，病必难治，医须慎之。

产 后 论

夫产后之患多起于风寒、饮食之间。其余则血气为患。夏月之病多因于风，冬月之病多因于寒，惟饮食之患无定时也。盖易产之后，其病易治；难产之后，其病难治。难产必深感风寒，兼气血极虚，虽略进饮食，力不能胜，亦为之患也。产后诸症，多类伤寒，莫作伤寒治之，更莫作杂症治之。此乃女科不传之诀，医者切莫狐疑。其治法前后不同，二十日前气血未定，恶露未尽，当破血为主；二十日外气血已定，各归经络，虽有恶露，驱逐不行。凡有诸症要补气血，更兼活血，诸书以月外作杂症治之，其言谬矣。

妇人月水

　　经水或一二月一至，或期年一至，不甚瘦弱者，此气盛血衰也，当补血为主：

　　当归三钱　川芎二钱　芍药　生地　丹参　玄胡　小茴　牛膝　苏梗　圆眼肉各一钱

　　妇人如同前病，身体瘦弱，或发寒热，此气血两虚，血枯经闭。宜大补气血为主：

　　人参五分　茯苓　白术　归身　芍药　圆眼肉各二钱　沙参　丹参　生地　木通各一钱

　　妇人败血不日而至，此非败血，气虚故也。宜补气为主：

　　人参五分　甘草五分　白术　黄芪　茯苓　阿胶各二钱　木通八分

妇人月水先期而至，小腹作痛，气血两热故也。当理气清火为主：

延胡索　甘草各三钱　黄芪　山楂　抚芎各二钱　芍药　苏梗　丹皮　木通　香附各一钱

妇人月水后期而至，此气血虚寒故也。

川芎　当归　艾叶　香附　红花各二钱　桂枝　黑姜各五分　玄胡索　木通各一钱

种 子 方

红花　桃仁　玄胡　香附各二钱　小茴　枳壳　牛膝各一钱　山楂三十粒　莪术八分　官桂三分

如月水先期而至，加黄芩二钱；如后期而至，加酒炮姜五分。先期而至，血若紫色，黑色成块者，血热故也，加黄芩、黄连、荆芥，必不可少；后期而至，血色淡红者，痰多血少故也，又兼寒，生地二陈汤加黑姜煎服，妙。

胎前诸症

妇人胎气不固，常要小产：

人参五分　条芩　壳砂　杜仲　川断　糯米一撮（炒）。

孕妇因跌撞、压触、腹痛、血下胎动：

川芎　黄芩　芍药各三钱　当归　熟地　杜仲各一钱　壳砂　川断各二钱　阿胶一钱

胎动下血，其腹绞痛，不知儿身死活：

川芎六钱　当归三钱

水酒煎，作三次服。胎活即安，胎死即下。

妇人下血不止，胎上冲心，四肢逆冷儿死：

阿胶　杜仲各三钱　条芩三钱　川芎三钱　熟艾桔梗各二钱　陈皮　竹叶各二钱

妊妇小腹沉重，痛不可忍，二便闭塞不通，名胎压膀胱：

升麻　川芎　条芩　杜仲　山药　川断各二钱　人参五分　黄连　茯苓各一钱　白术（土炒）二钱

孕妇胎孕上冲，痛不可忍，此为子悬血虚故也。大宜补血为主：

四物汤加条芩、壳砂、桔梗、陈皮。

胎孕不安，因气血不足。血虚则随气上升，大宜补血为主；气虚随血下坠，大宜补气为主，次宜安胎。若云"诸症不宜补"者，此医家大误事也。

孕妇厌食呕吐，此因气虚不得流通，便化为痰涎，多聚于胃，故有此症。宜补气祛痰为主。

白术　川贝各三钱　茯苓　前胡各二钱　旋覆花香附　壳砂　陈皮各一钱

妊妇漏胎下血，竟如月水，若待血干，非但损子，亦损其母：

熟地　白术　姜炭　茯苓各二钱　条芩二钱　归身
壳砂　阿胶各一钱

　　妊妇腹中烦闷者，气血两虚故也。心肺两经火动，
名为子烦：

　　条芩　麦冬　白术　茯苓　芍药各二钱　知母　防
风　前胡各一钱

　　孕妇尿涩，小便小道热痛者，名子淋：

　　冬葵子　木通　粉草各一钱　条芩　芍药　赤茯苓
各二钱

　　孕妇腹中胎鸣，因悬高而胎失气管，故有此症，名
子鸣：

　　川芎三钱　川连二钱

　　妊妇小便频鸣，各为转胞，气虚血热也：

　　人参　茯苓　条芩各二钱　归身　川芎　芍药　粉
草各一钱

　　妊妇遍身浮肿，脾胃气虚：

　　茯苓　泽泻　白术各二钱　木通　猪苓　厚朴各一
钱

　　妊妇二三月期，心腹腰痛难忍，气热肾虚故也：

　　六味加条芩三钱，当归、阿胶、甘草各一钱。

　　妊妇遍身疼痛，气血两虚，痰涎作痛：

　　人参加柴胡、前胡、川贝、生姜。

　　妊妇寒热不快者，亦气血两虚故也：

　　逍遥散加条芩、壳砂、生姜。

　　妊妇伤寒，恐热极损胎，必先安胎，后随症治之。

先用条芩、壳砂，后用本症之药，切忌姜、桂、麻黄辛热之物。

妊妇痢疾，必先用条芩、壳砂以安胎，次随症治之。须忌槟榔、枳壳，恐其下胎，则病难治，须用仔细。

妊妇泄泻虚寒，因久痢之后故有此症：

五苓散加良姜。

凡妊妇服药，虽有诸症，条芩、壳砂必不可少。

黄芩安胎，清三焦之火，能降血下行；壳砂安胎，乃血中之要药，又能止痛行气；阿胶安胎，乃止血养血之药，治血虚胎动。

妊妇小产与大产不同。小产损伤胎气，不比大产瓜熟蒂落，出于自然。以补中益气为主。小产之后，虽有诸症，必因气血虚寒而起。宜补气血，以十全大补汤为主，或人参汤加阿胶、艾叶好。

冬葵子五钱　枳壳　木通　蝉蜕各二钱　车前子五钱　归尾三钱

难 产 方

蝉蜕　蛇蜕　龟甲各三钱

新瓦焙干为主，好酒下之，立下。

子死腹中，用牯牛粪炒为末，入醋半盏调，以青布包好，于脐上熨之立下。

妊妇血晕，不论大小产，皆有此症。大补气血为主。然大产、小产不同，小产多因气血两虚而致，其大产因败血流入肝经，致眼目黑暗，头目旋晕。宜破血为主。当先以烈火一盆，置病人口鼻之下，将好醋一盅倾入火内，使气入其口鼻之中，其神乃定，而神目醒也。后随症治之。有下血过多而晕者，以人参汤；有用以使力多而晕者，以防风通圣散加四物治之。

产后诸症

产后血晕，败血冲肝也。

山楂三钱　红花二钱　桃仁　官桂　香附　良姜　莪术各一钱

产后头痛、发热、口干、饱闷、出汗者，由饮食过多也。以消食祛风为主，数日内治：

山楂三钱　莪术　天麻　桔梗　陈皮　麦芽　红花各一钱　黑干姜八分

产后作寒作热，血入心肺则热，血入脾胃则寒，寒热相生故也。认为疟治者，非也。

三棱　莪术　红花　桃仁各二钱　官桂　黑干姜各一钱　山楂三钱

产后四肢浮肿，因败血走注五脏，传流四肢，不能运化，或因饱食伤脾故也。以水肿治之，非也。宜五苓散加三棱、莪术二钱、山楂三钱；月内加桃仁、红花、黑姜，不必多用。

产后癫狂，如见鬼神，狂言无度，败血，热血冲心，如有所触，勿作风邪。

山楂　官桂各三钱　木香　香附　黑姜各一钱　红花　桃仁各二钱

产后泄泻不止者，多因误食生冷坚硬之物，与恶血相搏，流注大肠，不能克化也。

三棱　莪术　红花　桃仁　黑干姜　山楂　加五苓散

夫产后泄泻，多有不同。或因难产之后，气血两虚而泄泻者，泻久则寒；或因寒气所侵而泻者，久则必者。其治法相同。

五苓散加三棱、莪术、山楂。

或因瘀血流入大肠而泄泻者。

黑姜　官桂　山楂　红花　桃仁

上二症，泄久而虚寒症同治，医须仔细，一有误，十不能救一也。产后泄泻，水谷不化，粪门不闭，此虚寒极也。不论久近，治法一同。

人参五分　白术　茯苓　肉桂　黑姜各二钱　猪苓泽泻各一钱

产后泄泻，腹中作痛，大便急涩者，亦瘀血入大肠也。若久远，以虚寒治之。

黑姜　官桂　红花各二钱　三棱　莪术各一钱　桃仁

产后百节疼痛，由产后骨节开张，因冒风寒，败血不行，流入经络，停聚不散也。

红花　桃仁各二钱　归尾　黑干姜　官桂　乌药
秦艽各一钱

产后小便尿血，色如鸡肝者，因产后调理失宜，恼怒伤肝心二经，流入小肠也。若流入大肠，必大肠阻难也。

红花　桃仁　丹皮各二钱　木香　桔梗　木通　香附各一钱

产后胸胀气滞，呕逆不定，因饮食过多，聚于胃中，与痰结聚成块。上喘气急，四肢寒热，口干心闷，睡卧多惊，日近者用：

山楂三钱　乌药二钱　砂仁　麦芽　川贝母　陈皮香附　黑干姜各一钱

日远者用：

三棱　莪术　前胡　槟榔　柴胡各一钱　砂仁二钱

产后喉中如蝉鸣，因恼怒所致，败血冲心，转入肺经，败血与气结聚成块，入于喉中。若患此症，十难救一。

肉桂　红花　桃仁　良姜各二钱　木通　乌药　陈皮各一钱

产后泄泻，胸膈饱闷，泄泻不常，此食积也。

三棱　莪术一钱　山楂　壳砂　黑干姜　官桂各二钱

若久远，以虚寒治之。有粪渣可治，如屋漏黑水，必死无疑。

产后最忌泄泻，务必谨慎。

产后面黄舌干，鼻中出血，遍身斑点者，败血入于五脏六腑，转入肌肤，热结不行也，十无一生。

红花　桃仁　官桂　丹皮各二钱　莪术　木通　羌活　防风　荆芥各一钱

产后发热、头痛、手足不能伸缩者，由产时失于谨慎，多冒风邪也。切不可作中风邪，以发表剂治之。

天麻　秦艽　川贝　防风　干姜　官桂　苏梗

产后头痛发热，腹中刺痛难忍，因寒气所侵，败血不行，结聚成块故也。不论远近同治。

山楂三钱　干姜　肉桂　乌药　吴萸　香附　玄胡　红花　桃仁各二钱　苏梗一钱

产后不言狂走。

石菖蒲　麦冬　防风　天麻　川芎　川贝　辰砂　香附

产后月外，发热发寒，饮食不进，腹中作痛，因气血两虚也。

当归　芍药　川芎　人参　白术　茯苓　香附

产后月外，喘促痰逆，虚黄，因饮食伤胃，痰固其积也。

三棱　莪术　厚朴　官桂　黑干姜　川贝　陈皮　桔梗　香附

产后月外，寒热不均，因气血两虚故也。

甘草　芍药　柴胡　白术　当归　茯苓　陈皮　川芎　香附

产后月外，虚汗不止，因气血虚而遇风邪也。

白术　茯苓二钱　黄芪　香附　麦冬　防风一钱
官桂五分

产后月外，声音不出，呕吐不止，饮食不纳。

陈皮　白术　茯苓　香附　干姜　前胡　黄芪

产后诸症，多因冒风寒，为败血作祸。干姜、红花、桃仁、乌药、肉桂、山楂、香附必不可少。治产之症，妙在干姜。若大热重用，若微热则轻用；轻则一钱，重则三钱。须要酒炒得黑，不黑不可用，恐反生火。

产后月外，气血已定，已归经络，虽有诸症，宜大补气血，又宜活血，而诸书以芍药为产后最忌，殊不知月外诸症，非芍药不能收功。诚恐不信谈论，特备其要，以俟违者鉴之。

产后月内，口眼㖞斜，角弓反张，不能伸缩，此系产时冒风邪所致。而发热头疼者，宜用此方：

天麻　贝母　秦艽　归身　官桂　苏梗　干姜

月外犯之，亦不可作中风治。皆因气血两虚甚，宜补气血，随即祛痰为要。产后发热恶寒，月内当逐恶露为要，月外各归经络，气血两分既定而犯此症，是气血虚极。其左手脉不足，补血倍于补气，右手脉不足，补气倍于补血，切不可发表。倘因饮食不节而犯此症，月内以逐恶露之药，加山楂、麦芽、砂仁、贝母、陈皮；月外以调气补血为主，加山楂、麦芽消食行痰之药为要。最忌发表药。

产后口服㖞斜，手足顽麻，半身不遂，皆因不慎，或误下生水，或冒风邪所致。应在半年数月外发之，切不可作风邪鬼箭等症，误用针刺，并不可发麦，如有一失，不可救矣。宜服此方：

红花　花粉各二钱　防风　荆芥　独活　当归　秦艽　羌活　牛膝　白术　沙参　茯苓　川芎各二钱　木香八分

加灯草、老酒煎服。先服四帖，如不愈，加桑寄生二钱，肉桂八分。服二帖即痊，可加天麻二钱妙。

安胎逐月主方补

一月名胎胚，足厥阴肝管胎，此经少气多血。

二月足少阳胆管胎，若始膏，此经气多血少。

三月名始胎，手少阴心管胎，此经少血多气。

归身　茯神　黄芩（时寒少用）　壳砂（时寒多用）　杜仲　枣仁　白术　肉桂

形体成，四个月，命门相火管胎（手少阳三焦），去枣仁、茯神，加熟地三钱。始受水精以行血脉，此经气多血少。

能动，五个月，太阳脾经管胎，去肉桂，加白术二钱。始受火精以成其气，此经少血多气。

筋骨立，六个月，阳明胃经管胎，加人参五分。如肺虚，加数倍可也。始受金精以成其筋，此经气盛

张氏妇科

血少。

毛发生，七个月，太阴肺经管胎，减砂仁至三分，加黄芩至二钱。如受木精，以成其骨，此经少血多气。

脏腑具，八个月，阳明大肠管胎，加人参钱半。始受土精以成肤，此经气盛血多。

谷气入胃，九个月，少阴肾经管胎，原方不用，用宽胎散。始受石精以成毛发，此经少血多气。

归身　益母草　川芎　枳壳　杜仲

诸神备，十个月，太阳膀胱管胎，同前九个月方。临盆用催生散。脏腑、关节、人神已备，此经少气多血。

当归　枳壳　香附　益母草　川芎　陈皮　红花白芷

奇方。产后一二日间，痢疾并心痛。

赤芍　山楂　归尾　牛膝　陈皮　肉桂　刘寄奴姜炭　川芎　香附　桃仁（去衣）各一钱

日一剂，如有乳毒加白芷。

产后五六日，发热，不思饮食，有似伤寒等症。

赤芍　桃仁　归尾　陈皮　甘草　山楂肉　枳壳香附　玄胡　干姜　肉桂　加白芷

末药方：

刘寄奴　山楂　香附　棉花子　乌豆

俱炒为末（香附易玄胡，加荆芥尤炒），砂仁汤送二钱。四物汤加减法（古方）：

四物芎归芍地黄，女科诸病是良方。

调理养血医虚损，胎产无如用此汤。
参术苓甘名八物，气虚血弱功最捷。
十全加了桂黄芪，大补真元与精血。
若对参苏号补心，心虚血少梦中惊。
产后感寒能服此，不须加减效如神。
下午发热本阴虚，方加知柏可痊除。
骨蒸劳热紫芪鳖，知柏能兼地骨皮。
妇人经水适然来，似疟汤中加小柴。
妊娠月水时时下，胶艾加之止漏胎。
经水过期阴血少，本方加桔与参芪。
腹内积气当为痛，香附莪棱服自行。
月经紫色及先期，方入芩连并牡皮。
小腹瘀经兜涩痛，桃红乌附莫教迟。
瘦妇血枯经涩闭，本方增入桃仁治。
肥人色淡属于痰，配合二陈成一剂。
经血行来太去多，芩连柴柏可同科。
更加荆芥与羌活，升提其气要安和。
方加芩术善安胎，胎痛砂苏郁便用。
腹太异常成水病，心胸气逆如鼓硬，
鲤鱼汤煎芩术苓，减地芎加姜桔应。
胎气不安胸膈胀，枳桔加之即宣畅。
孕妇心烦号子烦，芩麦茯苓为依傍。
芎归二味佛手名，坐草忙煎可保生。
若是难产生不下，草霜白芷一同行。
焦姜能治产后热，甘草大芎补阴血。

汗多方内减川芎，急服参芪防气脱。

产后血迷成血晕，恶露去多精神困，

泽兰芎归荆参草，散号清魂能定晕。

黑神减芎人桂姜，炙甘黑豆炒蒲黄。

净露下胸除腹满，酒便调服效非常，

产后恶露如何少，若无别症精神好。

蓦然寒热腹中疼，还是黑神真个妙。

产后惊风血不来，肚疼发热胀难挨，

柴胡指手灵脂泽，羌活红花仔细排。

产后须当四物汤，但凡初产配焦姜。

产初用芎伤生气，腻膈尤嫌熟地黄。

肠滑地归当应忌，汗多须把川芎去。

血虚腹痛赤芍良，加减四物先贤秘。

十全济阴丸　归身（酒洗）　熟地　香附（酒煮）四两　山药　白术二两五钱　杞子　人参二两　蕲艾叶二两（去筋梗，同香附，酒醋煮一时，捣，焙）　川芎　白芍　丹皮　紫石英（火煅碎）各一两五钱　泽兰一两　紫河车一具（用银针刺，去紫筋，酒洗净白）

上药切片，同河车入沙锅内，用陈老酒三碗、陈米醋一碗、清白童便一碗、米泔水数碗，和匀，浮药寸许，密盖不透，桑木火慢煮，以河车融化汁干为度，取出同捣极烂，捏作饼，日晒夜露三昼夜，宜在月满之时以受日精月华。仍焙干，为末，捣烂，蜜丸如梧子，每服五十丸，空腹淡盐汤下，随用早饭，使药下行，忌食生萝卜。

凡月经过期，或少或不行，皆血寒血少也。尽脉必微弱，加桂心五钱（夏三钱），黄芪一两（炙）。先期，血热也。脉来必数，加条芩二两（酒炒）、生地一两五钱（酒炒）。腹痛加芍药一两（酒炒）。将行而先作痛者，血实而气滞也；成块者，气凝也。脉来弦数滑大，加延胡一两（酒炒），陈皮八分，木香、柴胡梢五钱。行后作痛者，气血俱虚也，尺脉必虚涩而兼紧，加黑姜三钱，白茯苓一两，桂心五钱（夏三钱）。三五日后，腹中绵绵作痛者，或淋沥不止，血因气滞未尽也。尺脉见沉涩，或沉弦，加木香五钱，柴胡六钱。紫色或黑色，血热之甚也。尺脉见洪数，加条芩、黄柏各一两，炒生地一两五钱（酒浸）、过期色淡，肥人则有湿痰，加茯苓、苍术（米泔、淡盐水炒）、陈皮各一两，白术五钱，减熟地一两，瘦人则血虚少而水混之，加桂心五钱。或来或断，或发寒热者，加柴胡八钱，白茯苓一两。凡经不调、多白带者，肥人主胃中湿痰流注，加制苍术、白茯苓一两五钱，减熟地一两；凡瘦人气多血少，脾虚，加木香五钱，牡蛎（煅）、赤石脂（煅）、白茯苓各一两。凡多崩漏者，减香附、艾叶各一两，加荆芥穗（炒）一两，黄芩一两五钱。

　　血崩者，或多，加阿胶一两，黑姜五钱，黄芪一两（炙）。

　　元气虚弱、经水闭者，加牛膝二两。属寒加桂心五钱，属热加黄芩一两（酒炒）。

　　凡婢妾多忌于嫡者，必多抑郁。以致经水不调者，

张氏妇科

加制香附二两。或血弱心虚，交感时惊恐不宁，则精气不聚，加琥珀（另研）、枣仁（隔砂略炒）、茯神各一两，辰砂（飞）、紫石英各五钱。此方十年不育者，皆主之。

调经方临期服三帖：乌附芎芍归，桃仁索桂茴。

当归三钱　抚芎　红花（酒炒）　小茴　香附（酒洗，炒）　赤芍各一钱　乌药一钱　延胡二钱（醋炒）桃仁（去皮尖）四钱　赤桂五分（酒炒）　姜三片　灯心十根

经前服。

经期后方：四物杜续苓斛砂姜

当归一钱　熟地一钱　芍药二钱（酒炒）　杜仲二钱　茯苓一钱　石斛一钱　川芎一钱　川断一钱五分砂仁五分　煨姜一大片　枣三枚

半饥饱服。

丸药方：地归杜续苓斛故菟车蓉

熟地　当归　杜仲　川断　故纸　菟丝各四两　肉苁蓉二两　茯苓二两　石斛三两　河车一具

产后总论

凡经胎诸症，皆起于气血衰、脾胃虚。而产后之气血至脾胃虚衰尤甚，是以丹溪论产当以大补气血为主。虽有他症，以末治之。夫产后忧惊劳倦，血气暴虚，诸

症乘虚易入。如有气母，专耗散；如有食母，专消导。热不可用芩、连；寒不可用桂、附，寒则血气停滞，热则新血流崩。至如中外感，见三阳表症，多似可汗也。在产后而用麻黄，则重竭其阳；见三阴里症，多似可下也，在产后而用承气，则重竭其阴耳。识胁痛如肾虚，恶露之停，休用柴胡；谵语汗出乃元弱似邪之症，毋同胃实。厥有阳气之衰，难分寒热，非大补不能回阳而起弱痉。由阴血之亏，毋论刚柔，非滋荣不能舒筋而活络。又如乍寒乍热，发作有时，症似疟也，若以疟治，迁延难愈。神不守舍，言论无序，病似邪也，若以邪论，危可立待。去血多而大便燥结，苁蓉加于生化，非润肠顺气之能通。患汗多而小便短涩，六君倍用参、芪，必生津助液之可利，加参于生化，频服，救产后之危，长生活命，屡用甦。绝谷之人，癫疝、脱肛，多是元虚下陷，须用补中益气。口噤拳挛，如因血燥类风，还仗生化加参。产户入风而痛甚，宜服羌活养荣。玉门伤冷而不闭，须选蛇、菟、萸、硫。怔仲惊悸，生化汤堪加定志。似邪恍惚，安神丸助用归脾。因气而满闷虚损，生化加木香为佐。因食而泛酸恶食，六君加曲、麦为良。气短者，人参、生化、杏核。气短而汗出者，再加浮麦、麻根。若内虚弱而外感深，人参宁肺堪用。咳嗽者，生化、杏、桔、知母。痰咳而汗出者，还增半、枣、参、芪。若干咳嗽而大热甚，另减四物尤宜。泄泻而块痛已无。酌用参、芪、肉果、诃子。痢疾而后重，如甚急，煎木香、白茯苓、陈皮。乳痈肿痛，制立两

张氏妇科

方。未脓，瓜蒌、乳、没；已脓，大补金花。呕吐绝谷分为两症，气滞，加减六和；血滞，安胃行血。须知苏木、棱、莪大能破血，青皮、枳实最消胀满。要识耗气破血之剂损伤荣卫，止可施于少壮，岂宜用于胎产。大抵新产之后，须问恶露何如？块痛未除，不可遽加芪、术。腹中痛止，补中益气无疑。至如阳亡脱汗，气虚喘促，须服加参生化，是从权也。又如阳亡大热，血崩厥晕，速煎生化原方，乃急救也。治法当遵丹溪而固本，服法宜效太仆而加频。

生化汤论

一产后气血暴虚，理宜大补。但恶露未尽，用补须兼行滞，能化又能生，攻块无损元气，行中又兼补，始得万全。以四物汤理产，误人多矣。地黄性寒滞血，白芍酸寒无补故也。

一产后有块痛，名儿枕。世多专先耗散，后议补，又立消补混方。殊不知旧血须消化，新血当生养。若专攻旧，生亦不宁，世以济坤丹（又名回生丹）治产，用以攻血块，下胞落胎。虽见速效，其元气未免亏损，平安产妇莫视良剂，不得已用一丸可矣，不必多服。

一生化汤因药性功用而名也。夫产后血块当消，新血宜生。若专消则新血不宁，如专生则旧血交滞。考诸药性，惟芎、归、桃仁善破旧血，骤生新血，佐以炮姜、甘草，引入肝肺，生血利气，行中有补，化中有生，实产后妙方也。

生化汤 当归八钱 川芎三钱 桃仁（去皮尖）十五粒 黑姜 炙甘草各五分（一本有陈皮）

煎好，入酒七匙。带热服，要在一二时内未进饮食前连进三服，服多而频则瘀速化，而骤生新血。若胎前禀弱，及产后劳倦，又当再服两帖，以防危倦。且产妇服一帖，精神渐增，自不厌服药之多。若照常间服一帖，只能扶危；若虚人见危症又热症，坠胎或劳甚，身潮头痛，服至四五帖必安矣。如血痛又当再服。

凡将产时，预制二三帖，至胞衣一破，速煎一帖，候见下地即服。不问正产、半产，虽少壮产妇平安无恙，宜服两帖，以消块生养新血。

新产及三日内服生化汤，两三日痛块未除再服。七日内血块未除，不可加参、芪、术，致痛不止。

妇
科
秘
书
八
种

妇 科 秘 书

脉 法

《经》曰：妇人手少阴动甚者，妊子也。又曰：阴搏阳别，谓之有子。寸洪而尺大。又尺中之脉，按之不绝者，妊娠也。按：妇人带证，足少阴脉亦多滑利，颇似孕脉，然必与手少阴脉动相应，方为妊子，否则为带也。

凡妇人怀孕，其血留气聚，胞宫内实，故尺阴之脉必滑数，此必然之理也。然亦有中年受胎，及血气羸弱之妇，脉见细小不数者，但于微弱之中，必有隐隐滑动之象，此即阴搏阳别之谓，乃妊娠之脉也。但胎孕之脉数，劳损之脉亦数，然损脉数中兼弦涩，胎孕数必兼和滑。此几证中，邪气、胃气之异，一诊便知。再加审之以证，则显然而明见者也。血衰气旺定无妊，血旺气衰应有嗣。妇人经脉不见行，其脉微滑带数意。身虽有病脉无邪，不涩不伏不弦劲。寸微关滑尺数形，流动往来雀啄利，两手关脉大相应，胎已有形无差异。右寸左寸滑见形，症别一男又一女。又云左寸溪大男，右寸沉细

—— 94 ——

称为女。滑疾按散三月胎，但疾不散五月母。八九十月疾数无，亦有始终洪数妇。胎脉弦牢滑利安，沉细而微归泉路。若脉沉细腹微疼，虽有形如怀抱瓮。腹满不动是为奇，独冷脐下翕翕动。更兼早暮尺不同，大小浮沉无定论。或动或止或有无，此是鬼胎脉现症。连诊数日皆如此，补气活血何须问？

女子二七天癸至，调经察脉要分明。两手尺脉皆沉伏，此病分明是闭经。肝大肺小应有子，两尺不断滑方真。心肾俱旺知是孕，肺大肝小孕不成。左寸滑实为男脉，右尺沉滑女现形。肝肺俱浮胸膈痛，两关沉紧腹中疼。一月一行为经信，或前或后要留心。先期而行为血热，后期而至是寒经。经来疼痛为气滞，行后而痛气之虚。其色黑者多实热，淡白而来痰所凝。烟尘黄水血不足，紫色由来风邪侵。行经之时宜慎重，若有忧郁血必停。走于腰膝多疼痛，散在四肢则不仁。停于血海生寒热，逆上冲心患战惊。此是调经真妙诀，医人熟记信有灵。

妇人尺中脉滑，女经不调，且有带、淋之症；关中脉涩，天癸已断，宁非郁塞之痾。左寸滑而左尺大，怀子之兆；左尺数而左关微，有儿之征。左寸带纵，两男之祥；右寸带纵，双女之喜。左关左尺脉皆大，心脉流利必三男；右关右尺脉皆大，心脉流利必三女。然三部有一部之滞，未宜遽许为胎；各脉无一脉之顺，何敢轻言是孕。子死母存，尺浮而寸沉；母亡子活，尺涩而寸伏。盖子系于肾，尺浮则子无生气；母系于肺，寸沉则

妇科秘书八种

母有生机。子系于尺，尺涩而子之气不散；母系于寸，寸伏而母之根已离。沉细之脉，胎欲离经；浮滑之脉，胎将即产。腹疼腰痛，定然作降；浆来胞破，未可言生。身重体寒面又青，脉无可畏；心烦血燥舌兼黑，脉断堪忧。子母难留，唇口沫出；娘儿全活，面白颜黄。新产脉缓，自存胃气；新产脉滑，未损脾阴。实大既形，定非佳兆；弦急兼现，岂是口祥？沉小实为顺候，涩促半作返观。脉微何足害，尚可回阳；脉洪反宜愁，最嫌逆冷。欲知有妊，尺中滑疾。左尺沉实，男子脉形；右尺浮大，女脉是实。左右俱滑，定生两男；左右俱浮，二女脉真。左尺偏大为男，右尺偏大为女（大者如突状）。又左尺浮大者为男，右尺沉细者为女。若脉来断续虚弱者，月水不利也。

妊娠脉：其人能食身无苦，容饰如常是妊定，孕真带呕头昏闷，此时停痰恶阻病，急宜正胃与消痰，固血安胎全两命。若还腰腹俱疼痛，日夜咽干潮热盛，多眠恶食倦昏沉，此属经凝却非妊。

行经三忌

一行经感冒风寒，不宜发汗，又不宜速用发散药，必俟经血行尽，方可服解表退热之剂。如羌活、麻黄、桂枝、防风、细辛之类。

一行经之时，不宜多浴冷水，恐患四肢麻痹；又不宜多饮冷水，恐伤肺气，必患声哑咳嗽，无药救治。

一行经不宜饮酒，恐引血妄行四肢；又不宜郁怒太甚，恐经血必停，变成闭经；又不宜骤用补药，恐致蓄血，或四肢疼痛，或五心寒热。

调经奇方 归身钱半（酒洗） 陈皮七分 真川芎八分 白芍一钱（酒炒） 大熟地钱半 丹皮七分 延胡七分（醋炒） 吴萸（滚水泡，去黑水，去蒂梗，酒炒）二分 香附米钱半（酒炒） 白茯苓八分

经行先期三五日色紫者，加条芩（酒炒）一钱五分；经行过期色淡者，加官桂五分，炮熟黑姜五分，艾叶（醋炒）五分，引用生姜一片，水一碗，煎至八分，空心温服，渣再煎，临卧服。此药俟经行时服起，连用四剂，到次月经再行时，再服四剂，往后对月，可坐喜生男矣。

调经主方 当归三钱 川芎三钱 白芍（酒炒）二钱 酒蒸地黄三钱 甘草 四制香附 陈皮各一钱 生姜二片

先期而来，血热也，本方加酒炒黄芩、酒炒柴胡、丹皮各一钱；后期而至，血虚也，本方加蜜炙黄芪、土炒白术、白茯苓、杜仲、故纸各一钱；经来痛者，气滞也，本方加桃仁、灵芝、红花、元胡各一钱；经来痛甚者有痞块，加三棱、莪术、山楂核（俱用酒炒）各一钱；经行作痛，用八珍汤加吴萸、故纸、小茴各一钱；血淡不红者，痰也，本方加半夏、南星、白术、肉桂各一钱；经来多黑块，实热也，本方加酒炒黄连五分，红

花、丹参各一钱；经来多黄水，血不足也，加白茯苓、黄芪、肉桂、人参、白术各一钱；经来手足酸痛，加桂枝、防风、秦艽各一钱；经来卒倒仆地，脉散，腮红，火热肝也，不可认作中风、中痰，本方加胆草、桃红、柴胡、黄芩各一钱。

经水一月再行：经水一月再来行，多因怒气损肝经，四物汤内加柴芩，川连增入更为灵。另加知柏为丸服，滋阴降火治冲任。

脉与症无火，而经早不及期者，乃心脾气虚不能固摄而然。宜服八珍汤加杜仲、续断、五味子，切不可作火治。

一月二三至，或半月，或旬日，或二十日，此血气败乱之症，当大补气血，不得以经早同治，宜服十全大补汤。

一血热经迟，由妇人阴火内烁，血本热而亦每过期者，此水亏血少燥涩而然。何以验之？其经来必多紫黑，腹兼微痛，宜服滋阴八味丸合四物汤。

一血寒经迟，阳气不足，生化失期，故过月也，何以验之？其经来色多不鲜，或涩滞而少，恶寒喜暖，脉多微沉，此无火之症。宜服理阴扶阳四物汤：

当归二钱　川芎钱半　白芍（酒炒）一钱　熟地二钱　黑姜钱半　肉桂一钱　吴萸六分　荜茇五分

经闭不行三候：一则脾胃有损伤，食少血亏非血停，急宜补脾还养血，血充气足经自行。一则忧怒损肝经，肝火郁闭经始停，开郁二陈汤急用，四制女圣丸亦

— 98 —

灵。一则体肥痰滞壅，故令经血不能通，加减导痰汤作主。多服方知药有功，未嫁愆期经忽闭，急宜婚嫁自然通。

经闭饱胀腹痛：经闭饱胀有主方，皆用通经活血汤，丹皮荆芥川牛膝，赤芍归芎生地黄，桃仁肉桂与红花，泽兰枳壳生蒲黄，闭久忧中成痞块，更加莪术与槟榔。

崩症三候：血崩之症分五名，赤者汁如洗绛形，黄如烂瓜滚黄水，白犹鼻涕不留停，青则恰如青靛色，黑乃紫黑血块凝。血未来时先发热，此因肝火内相浸，清肝凉血有主方，加味逍遥实可寻。血虚气弱血来崩，归脾汤吃倍为灵。白崩之症另有方，八珍加减不须惊。绛色，肝火也；黄色，脾之湿热也；白色，气虚也；红色，肝气盛也；黑色，肝脾实热。

一血来小腹微痛，归脾加小茴、吴萸各七分。

一妇人行经三日前，骨中发热，下血如崩，予用加味消遥散，加知母、黄柏，每月服七八剂，三月愈，因素有忧郁而致。

一妇人年逾四十，患崩症，白多红少，予用归脾汤去木香，加阿胶、续断、淡吴萸、熟地（瓦炙干）、杜仲、故纸（盐水炒），十剂而愈。

赤白带下：带下者，由湿痰流注于带脉，而下浊液，故曰带下，妇人多有之。赤者属热，兼虚兼火治之；白者属湿，兼虚兼痰治之；年久不止，补脾肾兼升提。大抵瘦人多火，肥人多痰，最要分辨。白带、白浊、白淫三种，三者相似，而迥然各别。白带者，时常流出清冷稠粘，此下元虚损也；白浊者，浊随小便而来，浑浊如泔，此胃中浊气渗入膀胱也；白淫者，常在小便之后，而来亦不多，此男精不摄，滑而自出也。

崩漏带下危症：

一崩带日久，纯下臭黄水，或带紫黑筋块，腥秽不堪者，不治。

一崩带腹满，不能饮食，不受参、术补益者，不治。

一崩带服大补剂后，反寒热口燥，面目足胫浮肿者，不治。

一崩带已止，少腹不疼，后变阴户肿胀，痛如刀割者，死期迫矣。

治妇人赤白带下，此丸神良（此症须当壮脾胃，升阳气为主）：

马毛二两（椒和，伏火一宿。白马毛治白带，赤马毛治赤带）　龟甲四两（醋炙）　鳖甲二两（醋炙）牡蛎二两（火炙）

为末，醋水丸如梧桐子大，每服三钱，温酒送下，日三服。为散尤妙。

气陷于下焦则白带，血陷于下焦则赤带。以涩药止之，则未尽之带留而不出，以利药下之，则既损之，又伤其下，皆非治也。马得乾之刚，毛得血之余，血余可以固血，乾刚可以利气，固血则赤止，利气则自愈，此用马毛之意也。龟鳖、牡蛎外刚而内柔，离之象也，去其柔而用其刚，故可以化瘕，可以固气，化癥则赤白之成带者，无复中留，固气则荣卫之行不复下陷，营不陷则无赤，卫不陷则无白矣。

恶阻论

恶阻者，谓有胎气，恶心阻其饮食也。妊娠禀受怯弱，中脘宿有痰饮，便有阻病。其症颜色如故，脉息平和，但觉多卧少起，肢体沉重，头目昏眩，恶闻食气，喜啖酸咸，或嗜一物，或大吐，或时吐痰与清水，甚者或作寒热，心中愦闷，呕吐痰水，胸膈烦满，恍惚不能支持，此皆胃气弱而兼痰与气滞者也。亦有素本不虚，而一受胎孕，则冲任上壅，气不下行，故呕逆者。又有由经血既闭，水渍于脏，脏气不宣通，故心烦愦闷，气逆而呕吐，及三月余而呕吐渐止。盖三月相火化胎之候，未能上食于母，血气未用，五味不化，中气壅实，其为郁滞痰火秽恶之气，尽冲于胃，所以有恶阻等症。以上诸症，轻者不须服药，乃常病也；重者须少药调整之，宜用加味参橘饮。恶阻兼腰痛者，防胎坠下，犹宜二陈、四物，加条芩、白术和中理脾为主，不可升举。盖呕逆，气已上升，再用升药，则犯有升无降，上更实而下更虚，益促其坠矣。再若左脉弱而呕，服诸药不止者，当服理血归原散则愈，《经》云"无阴则呕"是也。

加味参橘饮　治孕成二三月后恶阻，呕逆恶食，或头眩晕，倦怠者。

人参一钱　归身（酒洗）　白术各二钱（土炒）
半夏八分（制）　橘红　藿香　炙草各四分　砂仁三分
（碎）竹茹

归原散　治妊娠恶阻，呕吐不止，头痛，全不入
食，服诸药不愈者。

人参　川芎　归身　白芍　丁香　炙草各五分　茯
苓　白术（土炒）　陈皮各一两五钱　半夏一两（制）
桔梗（炒）　枳壳（麸炒）各二钱半

共为细末，引用姜五片，枣一枚，每服三钱。方内
丁香不若易以砂仁或豆蔻为稳，如果胃寒之甚，用者亦
详慎之。

胞漏并小产论

凡妊娠经水，蓄之以养胎，蓄之以为乳，其冲任气
虚，不能约制，故月水时下，名曰胞漏，血尽子死。然
亦有妊娠血盛，月信常来而胎不动，俗呼狗儿胎也。若
以漏胎治之，则胎必坠；若不以漏胎治之，其胎未必
坠。亦有脉见滑数，而别无风热病，经脉如常，但较前
略少，此因胎小，血盛有余而然，俟迟至三四月外，儿
大能饮，经脉自止。又有壮盛孕妇，按月去血点滴，若
无腰酸胎动，不须服药，此血气强盛，孕至四五月后，
自然经止。如孕妇虚赢，腰常酸痛，并胎动而按月下血

点滴，或下血不止，此啡血有余，乃胎漏也。宜服加味补中安胎饮。又云：胎漏多因于血热，然亦有气虚血少，服凉药而下血益甚，食少体倦者，此脾气虚而不能摄血也，宜归脾等方加减。当以脉候察之，凡坠胎之病，多在三五七月，如前次三月会坠，后必如期乘其所虚而亦坠，必预服尊生安胎饮，或胎元饮加减用之，当服过七月，可无患矣。更宜戒房欲、气恼、劳役、搏炙诸食，至于顿仆伤动胎气，宜服胶艾安胎散。总属妊娠气血虚弱，胎元不固。盖气虚则提摄不固，血弱则灌溉不周，多致小产。况妇人肾以系胞，而腰为肾之府，腰痛则坠，不可不防。大凡妊娠三月后，尺脉或涩或微弱，胎必不固，惟脉洪盛者，胎不坠耳。所以《脉诀》云：胎脉弦牢滑利安，沉细而微归泉路。正此之谓也。总之，三月以前宜养脾胃，四月以后宜壮腰肾，补血顺气，佐以清热，此大法也。

加味补中安胎饮 人参一钱 白术（土炒） 当归各二钱（酒洗） 川芎 黄芩各八分 紫苏 陈皮 砂仁（碎） 炙草各四分

尊生安胎饮 亦治胎动、胎漏。

归身（酒洗） 白芍（酒炒） 熟地 生地 砂仁 阿胶各一钱（炒珠） 杜仲（盐水炒去丝） 白术各二钱（土炒） 条芩一钱五分 续断肉八分（酒制） 川芎 陈皮 苏梗各五分

景岳胎元饮 治妇人冲任失守，胎元不安不固，或间日或二三日服一二剂。

妇科秘书

人参随宜　当归（酒洗）　杜仲（盐水炒断丝）白芍各二钱（酒炒）　熟地二三钱　白术一钱半（土炒）　陈皮七分（无滞者不必用）　炙草一钱

水二盅，煎七分，食远服。如下元不固而多遗浊者，加炒山药、炒补骨脂、五味之类；气分虚甚者，倍白术，加炙黄芪，但芪、术气浮，能滞胃口，倘胸膈有饱闷不快者，须慎用之。如虚而兼寒多呕者，加炮姜七八分或一二钱；如虚而兼热者，加酒炒黄芩一钱半，或加生地二钱，去杜仲；如阴虚小腹作痛，加枸杞二钱；如有所触而动血者，加制续断肉、炒阿胶各一二钱。

诸 痛 论

妊娠心腹痛，或宿有冷癖痰饮结聚，或新触风寒，邪正相击。若胸腹膨满，按之而痛，乃饮食停滞，用人参养胃汤；按之不痛，乃脾胃受伤，以六君补之。腹中满痛叉心，不得饮食《千金》芩术芍药汤。如不时腹痛，名曰胎痛。有血虚，有气滞二因，然血虚居多，用熟地三钱、当归一钱，煎汤治之。不应，加参、术、陈皮，丹溪用四物去川芎，倍加熟地。若气滞者，紫苏饮治之；若痛而重坠，因中气虚陷，用补中益气汤。

如胃口痛，多因脾虚，存食不消，宜养胃消食，《纲目》用平胃散，加枳壳、山楂。予谓：平胃散恐致损胎，非所宜也，宜养胃汤加减。

妊娠胁痛，有因哭泣，因内伤，因恼怒，不宜破气，宜用童便和酒服之，或紫苏饮去参，用白芍、当归，加砂仁、童便。

妊娠脐下冷痛，腹胀虚疼，小便频数，大便虚滑，皆食生冷所致，小建中加炮姜、木香。不应，更加茴香、良姜。

妊娠少腹痛，虚热，紫苏饮；虚寒，胶艾汤。若小腹近下处肿胀，浮薄发光者，孕痈也，《千金》托里散，或薏苡仁煎汁饮。若心腹急痛，烦闷面青，冷汗气绝，血下不止，其胎上冲者，不可治也。

妊娠腰痛，有肾虚作痛，则脉大而痛不已，急服八珍加胶艾、黄芪，或紫苏饮加减。有劳力任重，致伤胞系欲脱，宜安胎饮，加杜、续。有房事不节，致伤胞系，用熟地、当归、阿胶、砂仁、竹茹、炙草，调男子裤裆灰一钱，禁房事百日要紧。有湿热脉缓，遇天阴或久坐而痛，多下白物，二妙散加柴胡、防风、茯苓、半夏。有寒湿腰重如带物而冷者，用紫苏饮加减，易健脾温燥药。有气血凝滞脉涩，而日轻夜重，不得卧，遍身拘急不舒而痛，眼生黑花，紫苏饮加枳壳、桔梗。有脉实，胶艾芎归汤，或佛手散，或熬枯黑糖，冲童便，酒调服。有走注痛，败血入经之症，四物汤加薄、桂、杜、续。

妊娠背脊痛，气滞也，紫苏饮治之。

妊娠腰腹及背痛，夫肾主腰，劳损经虚，风冷乘之则腰痛，乘虚入腹则腹痛，故腰腹相引而痛，痛不止，恐坠胎。又有劳伤腰腹背痛，补中益气加杜仲。然多有因病淋症而痛者，宜体察之，止用加味导赤汤治淋，淋止痛除。

妊娠环跳穴痛，属肾虚，宜六味地黄汤加杜、续，或《千金》保孕丸。

妊娠目赤痛，咽喉痛，口鼻唇舌疮痛，俱用凉膈散加减。

妊娠负重跌仆，凝血作痛，欲服活血药，则恐伤胎，不服则所伤之血，留而不去。治之者，当先辨胎之死生，如无别症，只用黑糖熬枯，入陈酒、童便调服。细嚼连皮胡桃过口，死者当下，生者其痛即止。若因怒跌仆，或手足抽搐者，紫苏饮加钩藤。倘去血过多，八珍汤去茯苓，加阿胶、艾叶、黄芪。

人参养胃汤　治食滞痞满。

人参　苍术（米泔水浸，去皮，麻油拌炒黄色）陈皮（去白）　藿香　制半夏　厚朴（去皮，姜汁炒）茯苓　草果　炙草　姜　枣　乌梅

水煎服。

《千金》芩术芍药汤　治妊娠腹中满痛，叉手，不得饮食。

白术六钱（土炒）　黄芩二钱　白芍四钱

上三味，水煎，分三服。半日令尽。

紫苏饮　治妊娠临月肿喘胀，并子悬症，胎不安，上冲作痛，或临产气结不下等症。

当归（酒洗）　紫苏　川芎　芍药（酒炒）　陈皮

大腹皮（黑豆水煮，制净）各一钱　人参　炙草各五分。

引加生姜三五片，葱白七寸，水煎服。感冒风寒，去腹皮，加香豉；胎动不安，加炒黄芩、土炒白术；胎不运动，加木香、砂仁。

胶艾汤　治妇人漏下，或半产后下血不绝，或妊娠下血腹痛，亦治损伤冲任，月水过多，淋漓不断。

干地黄二钱　芍药一钱半　阿胶（蒲黄炒成珠）艾叶　当归各一钱　川芎　甘草各五分

《千金》托里散　治半身以下湿热疼重而肿。

厚黄柏（姜汁制数次）　苍术（茅山者佳，去皮，切片，麻油拌炒黄色）

等分为散，姜汁调，空心温酒送二钱。

胶艾芎归汤　治妊娠二三月至八九月，顿仆跌伤，胎动不安，腰腹疼痛欲死，已有所下。

阿胶（蛤粉或蒲黄炒珠）　川芎　当归　干地黄艾叶

四乌汤　治血中气滞，小腹急痛。

熟地　当归各二钱（酒洗）　川芎八分　白芍一钱半（酒炒）　乌药六分　香附七分（制）　炙草五分

加味导赤汤　治孕妇小便少又涩痛者，谓之子淋，又治溺血。

人参　生地　条芩　木通　甘草梢　麦冬（去心）赤芍各一钱　淡竹叶十五片。

东垣凉膈散　孕妇有热病，如目赤、口舌疮之类，各随其症加减用之。

黄芩（酒炒）　黄连（酒炒）　山栀仁（酒炒）
连翘（去心）　桔梗　生草各等分　薄荷叶少许

胎逆上逼胀满子悬论

妊娠胎逆上逼，重则胀满疼痛，谓之子悬，紫苏饮为必用之药。盖因紫苏饮为治妊娠胎气不和，浊气举胎上凑，胎热气逆，心胃胀满之症，且此症挟气者居多，宜疏气舒郁，非紫苏、腹皮、川芎、陈皮无以疏气，非归、芍无以养血，气血既利而胎自降。然邪之所凑，其气必虚，故以人参、甘草补之。大抵胎气上逆，皆属火旺，急用芩、术、香附之类，不可服大寒之药，反致他变。予每治孕妇心胃胀满，用尊生和气饮甚效。子悬，症有两尺脉绝，余脉平和，不可错认死胎，且死胎有面青、舌青可辨，宜紫苏饮治之，则胎归原位，胀消脉起矣。如月胎上逼心，呕哕欲死，急用童便灌之即下，或乌梅肉十枚研烂，入生姜三片，煎汤灌之亦下，取酸以降敛之，兼辛以散火气之逆也。又有因坐草太早，心怀恐惧，气结不行，紫苏饮一服便产。

尊生和气饮　治孕妇心胃胀满。

人参　苏梗　白芍（酒炒）　川芎各六分　当归一钱或六分（酒洗）　腹皮五分（制净）　木香二分（磨冲）　炙草三分

诸血症论

妊娠吐血，凡七情内伤，六淫外感，皆足致失血之患。一主火热者，以气血壅养胎元，或有所感，则气逆而火上乘，心烦满闷，血随而溢，甚者或致坠胎。但火有虚实之分，实火，清热养血；虚火，滋阴补水，则血安胎固。若泛用行血、清血之剂，胎必坠而祸不旋踵矣。

鼻衄不止，东垣凉膈散，如当归、生地各一钱，茅花一大团，生姜（引）。

咳嗽咳血，宜凉血地黄汤。《医通》云：咳嗽咯衄，胎前皆不宜见，如面赤声哑，不治。又云：凡咯吐血，多致坠胎，胎赖血养，不宜漏溢，宜紫苏饮加条芩。

尿血乃热乘血分，流渗于胕，故令尿血自尿门而下，若胎漏则自人门下血可辨。宜四物加山栀、发灰，或阿胶、熟地、麦冬、五味之类。如怒动肝火，小柴胡加山栀；脾气下陷及劳动脾火，补中益气加茯苓、车前；若厚味积热，加味清胃散；若肝脾血流，加味逍遥散。

肠风脏毒下血者，平胃散去苍术，加槐角、防风、当归、乌梅治之。

凉血地黄汤　治妊娠咳嗽、吐血、咳血。

生地三钱　麦冬（去心）　当归各二钱（酒洗）

黄芩一钱半　紫菀　知母（盐水炒）　白术（土炒）
天冬（去心）各一钱　犀角八分　陈皮　甘草各四分

水煎。有喘加瓜蒌仁一钱。

加味清胃散　治胃中蕴热，斑疹，口舌生疮，齿龈
腐烂出血。

生地四钱　丹皮五钱　当归　川连（酒蒸）　连翘
（去心）各三钱　升麻　生草各一钱五分

子肿子气子满论

妊娠子肿，与子气相类，但子气在下体，子肿在头
面。若子满症，又名为胎水，则在五六月以后，比子
气、子肿不同。盖胎大则腹满，遍身浮肿。凡子气、子
肿、子满，由脏腑本弱，或因泄泻下利，耗伤脾胃，或
寒热疟疾，烦渴加饮，湿渍脾胃，使头面手足浮肿也。
然水渍于胞，儿未成形，则胎多损坏，故初妊即肿。急
宜调治，水去胀消，仍用六君子调补。

所谓子肿者，妊娠面目虚浮，多因脾气虚，或久泻
所致。宜健脾利水，全生白术散主之，或用健脾利水
汤。

所谓子气者，妊娠自三月成胎之后，两足面渐肿至
腿膝，或腰以下肿，行步艰难，以致喘闷不宁，饮食不
美，似水气状，甚至脚指间有黄水出者。盖脾主四肢，
脾气虚弱，不能制水而发肿，肺金少母气滋养，而气促

满闷，诸书名曰子气，即水气。治此病者，先服加味天仙藤散。如不效，则服茯苓汤；再不效，服补中益气汤加茯苓。至孕妇八九个月，胫腿俱肿，非水气比，不可以水气治之，反伤正气。凡有此者，必易产。因胞脏中水血俱多，不致胎燥也。

所谓子满者，妊娠至五六个月，胸腹急胀，腹大异常，或遍身浮肿，胸胁不分，气逆不安，小便艰涩，名曰子满，又为胎水不利。若不早治，生子手足软短有疾，甚至胎死腹中。宜服《千金》鲤鱼汤治其水。

《全生》白术散　治妊娠面目虚浮，如水肿胀。

白术一两（土炒）　生姜皮　大腹皮（豆汁制净）茯苓　陈皮各五钱

为末，每服二钱，米饮调下。

加味天仙藤散　治孕妇腰脚肿，虚人多有此症。

天仙藤（即青木香藤，洗，略炒）　制香附　紫苏各六分　陈皮四分　乌药五分　木香二分　姜皮三片

虚人加人参一钱、土炒白术二钱、酒洗当归二钱，或兼服补中益气汤。

茯苓汤　治孕妇六七个月以来，两足肿大，行步艰难，脚指间有黄水出，此名子气，人多有之，生子之后，其肿自消，甚者，此汤主之。

白茯苓　白术（土炒）　陈皮　制香附　乌药各一钱　紫苏（连茎叶）　炙草各五分　木瓜三片

《千金》鲤鱼汤　治孕妇胸腹胀满，或遍身浮肿，小便艰涩，名曰子满。又治胎水不利，或胞中积水，以

妇
科
秘
书

致胞死腹中。

白术五钱（土炒）　白茯苓四钱　当归身三钱（酒洗）白芍二钱　鲤鱼一尾（重二斤，要活的）

将鱼去鳞、肠，加橘皮少许或五分，姜七片，用水扣汤煮，取汁一盏半，去鱼，入药四味鱼汁内，煎七分，空心温服，渣再制如前。

子烦并五心烦热及烦躁口干论

妊娠心惊胆怯，烦闷不安，名曰子烦，竹叶安胎饮主之。大抵皆由心肺虚热，是以扰乱心烦。或积痰于胸，吐涎恶食，亦令心烦，剧则胎动不安。如心肺虚热，或积痰于中，《千金》竹沥汤。若吐甚，胎动不安，烦闷口干，不得眠，又吐涎过多，以致外虽不热，而觉五心烦热，或日间不觉，而夜觉热者，并宜加味竹叶汤。至于娠妇烦躁口干者，缘足太阴脾，其气通于口；手少阴心，其气通于舌。脏腑气虚，热乘心脾，津液枯燥，故心烦口干，与子烦大同小异。宜用加减参麦汤。

竹叶安胎饮　治孕妇心惊胆怯，烦闷不安，名曰子烦症。

人参　生地　枣仁（去壳，炒研）远志（甘草水制，去骨）各一钱　当归（酒洗）　白术（土炒）各二钱　麦冬（去心）　条芩　川芎各八分　陈皮　炙草各四分　竹叶十四片　姜　枣煎服。

《千金》竹沥汤　治妊娠子烦。

竹沥一盏，茯苓三钱　麦冬（去心）　防风　黄芩各三钱

加味竹叶汤　治妊娠心烦不解，名曰子烦，并治五心烦热。

人参　黄芩各一钱　茯苓一钱五分　麦冬二钱半（去心）　竹叶五片，粳米一撮

水煎，空心热服。

加损参麦汤　治孕妇心神烦躁，壅热口干。

人参　知母　麦冬　栀子（炒）各一钱　瓜蒌根犀角（磨）各八分　条芩　炙草各五分　枣一枚

水煎服。夏加竹沥八分、姜汁少许。

子　淋　论

妊娠小便淋漓涩少，由气血养胎元，不及敷荣渗道，遂使膀胱郁热。又云：妊娠胞系于肾。肾间虚热，移于膀胱而成斯症，名曰子淋，加减安荣散主之。然古方安荣散内有滑石，但石乃镇重之剂，恐致坠胎。若临月犹可，如在七八月之前，宜去此味，加石斛、山栀为稳。《全书》云：子淋症，用安荣散不应，兼服八珍汤。如腿足转筋而小便不利，急用八味丸，缓则不救。予谓：桂、附犯胎，忌用。当是麦冬、车前之八味丸也。

妇科秘书

加减安荣散 治孕妇小便短涩，或成淋漓。

人参 当归（酒洗）各二钱 麦冬二钱或三钱 白术一钱（土炒） 通草 茯苓皮各八分 生草五分 灯心五分

转胞淋闭论

妊娠转胞，乃脐下急痛，小便不通。凡强忍小便，或尿急疾走，或饱食忍尿，或忍尿入房，使水气上逆，气逼于胞，故屈戾不得舒张所致，非小肠、膀胱受病，而利药所能利也。法当治其气则愈。凡妇人禀受弱，忧闷多，性躁急，食厚味者，恒有之。因胞不自转，为胎所压，胎若举起，胞系自流，水道自通矣。用二陈升提饮。又有用补中益气汤，服后探吐，以提其气自通。通后即用参、芪大补，恐坠胎也。但子淋与转胞相类，小便频数，点滴而痛者，为子淋。膀胱、小肠虚热也，虚则不能制水。热则不能通利，故淋。若频数出少不痛者，为转胞，间有微痛，终于子淋不同耳。论中急痛，乃急欲便而痛，得便则止，间有微痛，与子淋点滴痛不同。

二陈升提散 治孕妇脐腹作痛，小便淋闭不通，或微痛，与淋有别。由气虚、胎压水胞。

人参一钱 白术（土炒） 生地各一钱半 当归二钱 川芎八分 半夏六分（制或油炒） 柴胡 升麻

114

陈皮　炙草各四分　姜一片

　　煎服。予谓：探吐法莫若通后服提补之药。

子　嗽　论

　　妊娠咳嗽，属风寒。盖肺脏内主气，外司皮毛，皮毛不密，寒邪乘之，则咳嗽。嗽久亦恐坠胎，宁肺止嗽散加减用之。有久嗽不愈，多因脾土虚而不能生肺气，以致腠理不密，外邪复感，或因肺虚不能生水，以致阴火上炎。治法当用补中益汤，以培土金，六味丸加五味，以生肾水为善。

　　宁肺止嗽散　治孕妇风寒咳嗽。

　　麦冬二钱　知母一钱　桔梗　紫苏各五分　杏仁十粒（去皮尖）　桑白皮六分　甘草四分

喘　急　论

　　妊娠气喘不得卧，有因乍感风寒客邪为害者，宜发散自愈，参苏饮主之。若脾虚，四肢无力；肺虚，不任风寒；肾虚，腰酸短气，不能行步。猝然气喘不息，此脾肺素亏，母虚子亦虚，肾气不归元而上乘于肺也。生脉散、补中益气汤去升柴主之。丹溪云：火动作喘，此胎前最多，苏桔汤可加减，用之获效。

参苏饮　人参　紫苏　干葛　前胡　制半夏　茯苓　陈皮各等分　枳壳（麦炒）　桔梗　木香　甘草各减半

　　苏桔汤　治孕妇风寒咳嗽，并治火动作喘。

　　天冬六分（去心）　桔梗一钱五分　紫苏　黄芩　贝母（去心）各八分　杏仁十粒　陈皮　知母　甘草各四分

泄泻论

　　妊娠泄泻，有风寒暑湿之外感，饮食生冷之内伤，病发一时，察其所因。如胃风，加味治中汤。然又有由脾肾二脏虚者，不可不知。夫血统于脾，血壅胎元，则脾阴虚而食不运化，脾主健运，下焦壅滞，而清气难舒，于是水谷难消而作泻。或因胎系于肾，胎窃其气以拥护，而肾气既弱，命门火衰，不能上蒸脾土，此皆妊娠泄泻之由也。如脾虚内伤，用加味六君子汤，随所因而加之。命门火衰，加益智以助之。至于妊娠久泻，元气下陷，发热作渴，肢体倦怠，用补中益气汤。

　　加味治中汤　治饮食过多，脾胃之气不足运化而作泻。

　　人参　白术（土炒）　炮姜　甘草各一钱　陈皮　青皮各七分　砂仁五分

　　水煎服。

霍 乱 论

妊娠因甘肥过度，腐积成痰，或七情郁结，气盛为火，停蓄胃中，乍因寒热之感，邪正交急，阴阳相混，故令心腹绞痛，吐利并作，挥霍变乱，谓之霍乱。如邪在上，则当心痛而吐多；邪在下，则当脐痛而利多；邪在中脘，则腹中痛，吐利俱多。吐多伤气，利多伤血，血气受伤，不能护养其胎，邪气鼓击胎元，子母未有不殒者。此危症，不可不亟治也，宜香苏散加藿香叶，或先服后探吐之。又加味四味紫苏和胎饮，治心腹绞痛，上吐下泻亦效。

香苏散 此方治霍乱，平正之至。

香附（炒）　紫苏各二钱　陈皮一钱　藿香叶　缩砂　炙草各五分

水煎服。如转筋，加木瓜一钱；胎动不安，加土炒白术一钱半；夏月得之，加黄芩一钱五分，炒黄连一钱，香薷二钱；如冬月得之，加人参、炒白术各一钱，炮姜五分。

加味四味紫苏和胎饮 治心腹绞痛，上吐下泻。

紫苏　黄芩　白术（土炒）各一钱半　炙草（以上四味和胎饮本方）　藿香叶　陈皮各一钱　砂仁（炒）五分

中恶中暑中湿中风论

　　妊娠忽然心腹刺痛，闷绝欲死者，谓之中恶，即欲谓疗肠痧是也。盖因血气不和，精神衰弱，邪毒之气得以中之。孕妇病此，亦致损胎。薛氏云；此症当调补正气为善。用金银藤一味，煎汤饮之。《济阴纲目》内用散滞汤治之，又煮艾方，治正中恶极妙。

　　妊娠盛暑时，中暑热之毒，其症发热而渴，自汗，精神昏愦，四肢倦怠，少气，清暑和胎饮主之。

　　妊娠中湿，或因早行，感雾露之气，或冒水，或久居下湿地，或大汗出浴冷水，其症发热，骨节烦痛，身体重着，头痛鼻塞，黄芩白术汤主之。

　　妊娠中风，因体虚则中之，乃四时八方之气为风，自冲方来，中人即病。中其皮毛经络者，则发寒热，头项身体皆痛，或肌肉顽痹；中其筋骨者，则拘挛强直；中其脏腑者，则卒倒昏闷，口眼㖞斜，手足瘫痪，口噤不语。孕妇得此，不可用常治风之法，以补虚安胎为本，兼用搜风之剂，搜风安胎饮治之。但胎前正中风者，少子痫之症实多，与中风见症无异。医者当审实是中风，方可用搜风安胎，否则子痫症治也。

　　散滞汤　专治触恶胃气，伤胎肚痛，手不可近，不思饮食。

　　青皮三钱　黄芩　芍药各二钱　归尾一钱半　川芎

一钱　木香五分　炙草少许

上分二帖，水三盏，先煮苧根二大片，至二盏，去苧根，入前药同煎至一盏，热服。

清暑和胎饮　黄芪（炙）　人参　白术（土炒）黄芩　黄连　知母　麦冬　炙草各一钱　五味十二粒

黄芩白术汤　黄芩　白术（土炒）各五钱　苏叶二钱半　姜五片

水煎服。

搜风安胎饮　归身　黄芪（蜜炙）　羌活　黄芩秦艽　防风　炙草各一钱

姜、枣煎，服至以平为期。

子痫论（一名子冒）

妊娠子痫，乃为恶候，若不早治，必致坠胎。其症或口噤项强，手足挛缩，言语謇涩，痰涎壅盛，不省人事，或忽然眩晕卒倒，口不能言，状如中风，实非中风之证，不可作中风治。即或无痰，言语如常，但似风状，多因血燥、血虚，亦不可概以风治而误也，羚羊角散主之。冯氏云：孕妇忽然僵仆，痰涎壅盛，不省人事，乃是血虚而阴火炎上，鼓动其痰，左脉微数，右脉滑大者，名曰子痫。宜四物养血，酒芩清热，二陈化痰理气，治法仍以安胎为主，勿过用中风之药，此由血虚生热，热盛生风，皆内起之风火，养血而风自灭。若心

119

119

妇科秘书

肝风热，用钩藤汤；肝脾血虚，加味逍遥散；肝脾郁怒，加味归脾汤；气郁痰滞，紫苏饮；脾郁痰滞，二陈加竹沥、姜汁。密斋云：孕妇气虚挟痰火症，状如中风，卒倒即醒，醒而复发，清神汤主之。予谓：妊娠子痫，至有目昏黑而厥者，胎前绝少。但一有此症，即是儿晕，属气与痰，故目昏黑发厥，只服紫苏饮，慎不可服苏合丸，及乌药顺气散等药。至于破伤失血，或吐衄血，忽患口噤，项强背直，类中风症，皆因失血所致，不可不知，用荆防安胎散治之。

羚羊角散 治孕妇口噤项强，手足挛缩，痰壅，不省人事。

羚羊角　苡仁米　枣仁（去壳炒）各一钱　当归二钱（酒洗）　独活　五加皮　茯神各八分　川芎七分杏仁十粒（去皮尖）　防风五分　木香三分　甘草四分姜引

钩藤汤 治孕妇手少阴、足厥阴，血虚风热。

人参　当归　茯神　桑寄生　钩藤各一钱　苦桔梗一钱半

水煎服。

清神汤 治孕妇忽然眩晕卒倒，口噤不能言，状如中风，须臾即醒，醒而复发，乃气虚挟痰火子痫症。

人参　白术　茯苓　白芍　黄芪（蜜炙）　麦冬归身　甘草各等分

食远服。

荆防安胎散 人参　当归（酒洗）　白术（土炒）

各三钱　生地　天麻各二钱　麦冬一钱　条芩八分　荆
芥　防风各三分　陈皮　甘草各四分
　　水煎服。

痢　论

　　妊娠痢下，因饮食生冷，脾胃不能克化，致令心腹
疼痛。伤血则赤，伤气则白，气血俱伤则赤白相杂。盖
血属阴，阴伤则受热居多。然又有阳气伤，不能统阴血
而痢赤，又不得不从事于辛温。故治血痢，犹当以色之
显晦，验其虚实寒热。故凡积之瘀晦不鲜，清稀不稠，
皆虚寒之候，即阳不统阴之血，急投人参、姜、艾，或
可保全。倘不审而误服芩、连，乃速其毙也。惟积之稠
粘、紫赤而光泽者，合用苦燥以坚肠胃之滑脱。又必当
佐以调气之药，则阴邪解释，非若白痢之不可杂以芩、
连、芍药等味，引领滞秽袭伤阴血也。气属阳，阳伤则
受冷居多，即有火注下迫，皆阳气郁遏，本寒标热之
症，不可纯归于热，但当验其积之稠粘如糊，色白如
脂，方可暂与清热治标，若汁沫如水，色晦如尘，急须
温理其气，即有热症，皆假象无疑，其虚实寒热既分。
而又有三禁、三善、五审之不可不知也。一禁，涤荡肠
胃，恐阳气下陷，胎气愈坠；二禁，渗利膀胱，恐阴津
脱亡，胎失荣养；三禁，口涩滞气，恐浊气愈滞，后重
转加。故善治妊娠之痢，惟以调气为先，即已败积沫，

随气而下，未伤津液，统之而安。夫调气有三善，一使胃气有常，水谷输运；二使腹满腹痛，后重渐除；三使浊气开发，不致侵犯胎元。所谓五审者，一审饮食之进与不进。夫痢乃肠胃受病，若痢势虽甚，饮食无妨者，易治。故痢以噤口为最剧，在初起浊邪全盛之时，不足为虑，但要清理积滞，饮食自进矣。若七日以后，尚不能食，脉反数盛，此必初时失于清理之故，急需调气理中，则积沫渐下，饮食渐进矣。或初时能拿，至一旬一气后，反不能食，脉息不振，此必涤汤太过，胃气受伤所致。亦有过用芩、连、槟、朴，苦寒破气，而致呃逆呕哕者，胃气大败，最危之兆，惟峻与温补，庶可挽回。若脉见数疾无伦，或翕翕虚大，或歇止不前，或弦细搏指者，皆胃气告匮，百不一生矣。二审溲之通与不通。下痢清浊不分，若痢虽频，而水道顺利者，胎必无虞。若月数将满，胎压尿胞，每多溲便频数，转胞胀闷之患，切禁利水伤津，急与开提自通。但须察其脉，无过壮过硬之形，便宜补中益气，稍加泽泻、车前，以升清降浊投之，无不辄应，非特妊娠为然，即平人久痢，津液大伤，而溲涩不通者，亦宜此治法也。三审腹之痛与不痛。下痢腹痛，必然之理。然间有浊湿下趋，而无郁沸之火者，则不痛也，但此多见于肥白人之白痢。若血痢，与瘦人多火者，罕见也，治宜调气运积，不用清火明矣。原其腹痛有寒热之分，痛有止歇，痛则奔迫下坠。至圊不及者，火也；痛自下而攻击于上者，火也；痛而胀满，不胜摩按，热饮食甚者，火也，实也。痛无止歇，常时痛而无绞刺者，寒也；痛自上而奔注于下者，寒也；痛而不满，时喜温手摩按，饮热渐缓，欲至圊而可忍须臾者，虚也，寒也。大约初疼胀痛为热为实，久痢疠痛为虚为寒，即初因火注切痛，痢久伤气，亦必变为虚寒也。故久痢腹痛之脉，无论大小迟数，但以按之渐渐小者，并属虚寒，急需温补，慎勿利气，惟急痛、脉实、久按不衰者，可稍用炮黑姜、连和之。四审后之重与不重。下痢后重，浊气壅滞也。夫开通壅滞，必以调气为本，在妊娠犹为切要，调气则后重自除，而胎息自安。但初痢后重，首宜开发其滞；若久痢后重，又当升举其阳。阳气升则胃气运，胃气运则周身中外之气，皆调达而无壅滞之患矣。故治孕妇之后重，无问胎之大小，但脉见有余，则宜调气；脉见不足，便与升提。虽血痢亦宜阳药，一切滋腻血药，总无干预，以气有统血之功，则血无妄行之虑也。五审身之热与不热，下痢为里气受病，若见身热，表里俱困，元神将何所恃而得祛邪之力哉。惟人迎之脉浮数，可先用和营透表之法，分解其势，然后徐行清理。若初痢不发热，数日半月后发热，脉来渐小，或虚大少力者，此正阴内亡，虚阳发露于外。在平人，或可用辛温暖补饮之，以归其源。若妊娠则桂、附又难轻用，惟藉参、术、姜、萸、胶、艾之属，非大剂浓煎峻投，难望其转日回天之功也。考之《医通》云：常用厚朴去干姜汤，治妊娠能食、腹胀后重、积秽稠粘之白痢；厚朴生姜甘草半夏人参汤，治妊娠腹胀后重、赤白相兼之痢；黄芩芍药汤，送香连丸，治妊娠能食后重、积秽稠粘之血痢；连理汤合《千金》三物胶艾汤，治妊娠少腹疼痛，瘀晦不鲜，或间有鲜粘之痢；驻车丸治妊娠发热后重，阴虚畏食之血痢；白头翁加甘草阿胶汤，治妊娠热毒内攻，噤口不食，腹胀后重，脓血稠粘之痢；《千金》胶艾榴皮汤，即三物胶艾汤，治妊娠脓血清稀，胎动不安，久泄不止之痢；补中益气汤，治妊娠先疟后痢，乃疟痢齐作，元气下陷，胎气下坠，小便频数，或转胞不得溺之痢。以上诸方，并加砂仁以调其气，乌梅以调其血，未尝不随手辄效也。予每用一味阿胶饮，或阿胶黄连饮，均治孕妇之痢，甚妥获效。

厚朴去干姜汤　厚朴（去皮，姜汁炒）　陈皮（泡去浮白）　茯苓　炙草各等分

煎服。

厚朴生姜甘草半夏人参汤　治胃虚呕逆，痞满不食之症。

人参（随宜）　厚朴一钱半（姜制）　制半夏二钱　炙草八分　生姜引

黄芩芍药汤　黄芩　白芍各三钱　炙草二钱

香连丸　治下痢赤白相兼，白多于赤者。

川连六两（用开口吴萸一两，同黄连炒，去吴萸不用）　木香一两

共末，醋糊丸，每服五十丸，米汤、砂仁汤任下。

连理汤　治胃虚挟食，痞满发热。

人参（随宜）　白术一钱半（土炒焦）　炮姜六分

黄连八分　茯苓一钱　炙草六分

《千金》三物胶艾汤　治血痢，又痢下不止。

阿胶　艾叶　酸石榴皮

三味等分，煎服。

驻车丸　治阴虚下痢，发热，脓血稠粘，及休息痢。

阿胶三两　黄连（炒黑）　当归各五钱　炮姜一两

上四味，捣筛，醋煮阿胶为丸，梧子大，每服四五十丸，昼夜三服，米饮下。

白头翁加甘草阿胶汤　治挟热痢下脓血，及产后痢不止。

白头翁　黄连（炒黑）　黄柏（炒黑）　秦皮　炙草各一钱　阿胶三钱

上六味先煮，上五味去滓，内胶烊尽，温分三服。

阿胶黄连饮（又名黄连阿胶汤）　治孕妇痢疾，若安胎则痢愈重。治痢则胎难全。

阿胶（能止脓血之痢，且止腰痛，固胎以之为君）黄连　芍药　甘草（皆以为佐）　枳壳（麸炒，少加二三分以宽其后重，痛痢减去之）

疟　　论

妊娠患疟，无论胎息月数多少，总以安胎为主。而世之所谓安胎，无过黄芩、白术，不知黄芩乃治热盛胎动不宁，白术乃治脾虚胎气不固。若气虚下陷，误用黄芩，气沸壅逆；误用白术，为害何可胜言。故善治胎产症者，必审孕妇形体之肥瘦，气血之偏盛。若形色苍，肌肉腘坚者，必多湿多痰，无论何疾，必显湿热本病，脉多滑实有力，绝无虚寒脉弱之候。可峻用害痰理气药，治其本质，然后兼客邪见症而为制剂。治宜二陈汤，随经加透表药，或合小柴胡用之。盖柴胡为疟疾之向导，故多用之。然有自汗过多，尺中微弱，或热盛，手足清，始终不用柴胡，而用建中、桂、芍收功者，或见烦渴脉实，大便六七日不通，阳明腑实，又宜凉膈去硝、黄，加鲜首乌调之。大抵病邪初发，元气未耗，疏风涤痰，消导饮食，在所必需。然必宜大剂白术，培护中土。以脾胃为一身之津梁，土厚自能载物。其最可虑，在三四发至六七发，其势最剧，若过半月，虽淹缠不止，邪热渐衰，可无胎陨之虞也。或有疟久，气血虚败而小产者，此皆失于调治也。若六七发后不止，即当和营健脾。若禀质柔脆，虽有风邪，不得纯用表药，以风药性散，能使胎气上逆，而为呕逆、喘胀、膈塞、痞满之患。虽有实滞，不得过用降泄之味，能引邪气下陷，致胎坠不安，而为泄利不食、小腹疼重之患矣。若疫疟毒盛势剧，急与凉膈、承气、黄连解毒救之。瘟疟��不爽，烦热大渴，或壮热无寒，或先热后寒者，当与桂枝、白虎、人参白虎，撤其在里之热，不可与夏、秋痁疟比例而推也。盖有是症，用是药，有故无陨，惟在速祛邪毒以救胎息之燔灼。若迟疑未决，救无及矣。

又有气血虚损，其疟由虚致，不因暑气而作，如《经》云：阳微恶寒，阴弱发热。或风寒因虚而乘之。若寒热不已，重蒸其胎，胎亦受伤而坠。宜轻解表邪，兼大补气血以主之。更有患胎疟者，一遇有胎，疟病即发，此人素有肝火，遇孕则水养胎元，肝虚血燥，寒热往来，似疟非疟也。以逍遥散清肝火，养肝血，兼六味丸以滋化源，寒热自退。余常用加减丹溪安胎饮，治孕疟甚觉稳妥，从未用截药，而孕症未尝不愈也。

加减丹溪安胎饮　治孕妇疟疾。

白术（土炒）　当归　熟地各二钱　川芎　条芩各八分　制半夏七分　人参一钱　藿香五分　草果　青皮各三分紫苏　广皮　炙草各四分　乌梅二枚　姜一片

伤寒温热时疫论

妊娠伤寒，时值冬令，为寒所伤，其轻者浙浙恶寒，翕翕发热，微嗽鼻塞，数日即愈，不药亦可。或用葱白（连须）三五茎，生姜三片，煎服即解。如所感者重，以致头疼，先寒后热，久必伤胎，药多避忌，务宜谨慎，不可与常妇概治，竟用发表，以致损胎，误其母子性命。但服葱白香豉汤自愈，故《千金》治妊妇伤寒，用葱白、生姜，水煎热服，服汗即安。是以葱白香豉汤、香苏散可解表邪，又可安胎。况葱白不惟性能解表，且善安生胎、下死胎。若感寒孕妇，胎伤未死，但用葱一把，水煮食之，汗出即安。如胎已死，须臾自出。不应，加生姜、苏叶，不可轻用表药招尤。若妊娠邪在半表半里，择《纲目》内黄龙汤，即小柴胡汤变体用法，其加减亦可采择而用。如表证已愈，但发热大渴，用香苏散加金花汤。便结者，加入大黄。或用三黄解毒汤，所以胎前疫症，与伤寒阳明腑证，内实便秘，须急通大便，方不损胎。若大便自利，乃正气下泄，胎必难保。惟大小便如常，知里无热，则不伤胎气，至妊娠热症，亦须急治，恐致落胎。《千金》用葱白香豉汤，取汗即愈。又有用柴葛安胎饮者，如呕吐烦躁，用生津葛根汤者，甚则斑出黑色，用栀子葱豉汤者，密斋用加味化斑汤，此皆热入于里，阳明症之方药也。《医通》治孕妇温热时行，及伤寒邪气内犯，热毒逼胎，并宜《千金》石膏大青汤急救，庶可保全，迟则不救。又有石膏六合汤、升麻六合汤，立方甚稳，录用以备采用。凡胎孕药内，不得已而用大黄，须用酒制。姜、桂、附子，用黄连、甘草制之，则无害矣。

葱白香豉汤 《千金》治时疫伤寒，三日以内，头痛如破，及温病初起寒热。

葱白（连须）一握 香豉三合

水煎，入童便一合，日三服。秋冬加生姜二两。

黄龙汤 治妊娠伤寒，得之三五日后，有恶寒发热，内有烦渴引饮，小便赤涩之症。此邪在半表半里，宜此方主之。

柴胡二钱 黄芩一钱半 人参 甘草各一钱 姜、

枣为引

水煎服。如寒热往来，无汗口干，加葛根二钱，去
枣，入葱白三根；如头痛不止，加川芎、白芷各一钱，
去枣，加葱白三根；如发热，有汗口渴，加土炒白术一
钱半，瓜蒌根一钱半；如脉浮大有力，大热大渴，人参
白虎汤去姜、枣。

柴葛安胎饮　治孕妇热病，骨节疼痛，如不急治则
落胎。

柴胡　葛根　青黛各八分　石膏一钱半　升麻五分
栀子一钱　知母七分　葱白三根

生津葛根汤　治孕妇热病，呕吐不食，胸中烦躁。

人参　葛根　芦根　麦冬　知母（炒）　栀子
（炒）各一钱　竹茹一团　葱白三寸

栀子葱豉汤　治孕妇热病，斑出赤黑色，小便如
血，气急欲绝，胎落之症。

栀子（炒）　黄芩　升麻各一钱　生地二钱　青黛
八分　豆豉四十九粒　杏仁十二粒　石膏一钱半（煅）

加味化斑汤　治孕妇伤寒，热病不解，遍身发斑，
赤如锦纹者。

人参　知母　生地　黄芩　栀仁　甘草各一钱　石
膏二钱　淡竹叶二十片　豆豉半合

食远服

《千金》石膏大青汤　治妊娠伤寒，头疼壮热，肢
体烦痛。此方既可散邪，又能安胎，乃为孕妇伤寒温热
时行神方也。

妇
科
秘
书

石膏二钱　大青　黄芩各八分　前胡　知母　栀仁各一钱　葱白一茎

水煎温服。

石膏六合汤　治妊娠伤寒，身热大渴而烦。

当归　川芎　白芍　生地各一钱　煅石膏　知母各五分

水一盅半，煎一盅，温服。

升麻六合汤　治妊娠伤寒下后，过经不愈，湿毒发斑如锦纹者。

当归　川芎　白芍　生地各一钱　升麻　连翘各七分

水煎温服。

谵 语 论

妊娠谵语，为脏腑热极之候，急宜童便时时灌之，不应，用生地黄黄连汤，清其血中之火，庶胎得安。脉实者，加酒大黄下之，下迟则伤胎也。亦有伤胎，胎下而下血，心神无主谵语，虽用峻补，亦难有效。其治法方药，俱载产后妄言妄见门。若孕妇症见舌青者，其子已死腹中，急当下之。若双胎一生一死者，必腹中半边冷、半边热。如母患热症，脏腑热甚，蒸其胎，儿因致死，但服黑神散，加生蒲黄以暖其胎，则胎即出矣。胎未死，井泥涂脐，以护胎气，多有保全者。

生地黄黄连汤　治失血后燥热、瘛疭、脉数盛者。

生地二钱　防风　川芎各八分　当归一钱半　黄连七分　黄芩（炒）　黑山栀各一钱　赤芍一钱

血症黑神散　治吐血、衄血，屡发不止。

炮姜　肉桂各一两　熟地四两　当归　蒲黄（筛净，炒黑）各三两　白芍（酒制）　炙草各二两

上为散，每服四钱，用黑豆半合，微炒香，淋酒半盏，和水半盏，煎一半，入童便半杯和服。气虚，加人参三两，炙芪六两，以固卫气，庶无营脱之患。

鬼 胎 论

凡妇人气血虚损，精神衰弱，邪思蓄注，冲任滞逆，脉道壅瘀不行，状如怀娠，故曰鬼胎。然细究其理，鬼胎者，伪胎也。如人邪淫之念一起，则肝肾相火自动。有梦与鬼交者，非实有鬼神交接成胎也，即《经》所谓"思想无穷，所愿不遂"，白淫、白浊流入子宫，结为鬼胎，乃本妇自己血液淫精，聚结成块，血随气结而不散，以致胸腹胀满，俨若胎孕耳，非伪胎而何？故鬼胎之脉，沉细弦涩，或有时虚浮，有时沉紧，忽大忽小，皆阳气不充之验。其腹虽渐大而漫起重坠，终与好胎不同，当脐或脐下左傍虽微动，亦与正胎迥别。所以一见经候不调，就行调补，庶免此患。若停经瘀滞而得，即血癥气痕之类，则病已成，当调补元气为

主，而继以去积之药乃可。然欲于补中兼行，无如决津煎；欲去其滞而不猛峻，无如通瘀煎。若由阳气不足，或肝脾郁怒所伤，不能生发，致阴血不化而经闭为患，肚腹渐大，以加味归脾汤、加味逍遥散，再加去白陈皮八分。如干嗽，用蜜制治之自愈。此外如狐魅显类之遇者，则实有所受，而又非鬼胎之谓，当于癥瘕类求法下之。又常见妇人得孕经上，尺脉或涩，或微弱而无他病，此子宫正气不全，精血虽凝，而阳虚阴不能化，终不成形，每至产时而下血块、血胞，必大剂温补预调，而后方能成孕也。

决津煎　治妇人血虚经滞，不能流畅而痛极者，以水济水。若江河一决，而积垢皆去，用此汤随症加减主之，此用补为泻之神剂。

当归三五钱或一两　泽泻一钱半　牛膝二钱　肉桂一二三钱　熟地二三钱或五七钱或不用亦可　乌药一钱　水二盅

煎七分服，须食前。如呕恶，加焦姜一二钱；阴滞不行，非加附子不可；如气滞而痛胀，加香附一二钱，或木香七八分；如血滞、血涩，加酒炒红花一二钱。

通瘀煎　治妇人气滞血积，经脉不利，痛极拒按，及产后瘀血实痛，并男妇血逆、血厥等症。

归尾三五钱　山楂　制香附　红花（新者炒黄）各二钱　乌药一二钱　青皮　泽泻各钱半　木香七分　水二盅

煎七分，加酒一二小盅，食前服。

肠覃似孕证蓄血似孕论

妇人肠覃似孕，乃寒气客于肠外，与卫气相搏，气不得荣，因有所系，瘕而内着，恶气乃起，瘜肉乃生。其始生大如鸡卵，稍以益大，状如怀子，按之则坚，推之则移，月事以时下，此结气大肠，为气病而血不病，故月事不断。当用散气之剂治之。其蓄血似孕，因多郁怒，经闭不月，腹渐大，初时人以为孕，至过月不产，诸症渐见，此蓄血子门，为血病，当破血药下之。

孕妇出痘论

凡孕妇出痘，热能动胎，胎落则气血衰败，而不能起发灌浆矣。故始终以安胎为主，外用细软之帛，紧兜肚上，切不可用丁、桂燥热之品，及食牛虱毒物之类，以致触犯。其条芩、白术、艾叶、砂仁之类，与痘相宜者，采而用之。其初发热，则以参苏饮发之，痘既出后，则多服安胎饮保之。渴者，则用人参白术散加减；泻者，则用黄芩汤，合四君子汤，内加诃子。血虚者，则以四物汤加托药；色灰白而起发较迟者，则用十全大补汤，去桂，服之。总之，不问轻重，悉以清热安娠为主。更有孕妇出痘，正当盛行，忽临正产者，势必气血

妇
科
秘
书

俱虚，亦只以十全大补汤大补气血为主。虚寒者，少加熟附。若腹中微痛者，此恶露未尽也，宜四物汤，加干姜、桂心、木香、黑豆，用熟地黄而去芍药。盖恐寒凉，有伤生气。然有当用者，酒炒用之。若寒战咬牙，腹胀不渴，而足冷身热者，此乃脾胃内虚，外作假热也，宜参、芪、归、附、木香之类，一二剂而愈者吉，不愈者凶。若孕妇肥胖者，则气居于表面慷于内也，人参可多，黄芪宜少，多加带壳缩砂，切忌脱蒂果子之类。至有痘将收靥，忽作泄泻，口渴饮水，小便短少，其痘胖壮红润者，此内热也，宜五苓散，内加黄芩、芍药之类。若至滑泻不止，食少腹胀而足冷，痘色灰白，脉细无力者，此犯五虚必死之症也。凡妇人方产之后，或半月左右，适逢出痘者，此无胎孕系累，惟气血尚虚。治宜大补荣卫为主。若痘出多者，则加连翘、之类。大便自利者，则用肉果、炮姜之类，余即照常一例而治。至于孕妇出痘，在于初出之时胎落者，则血气虽为大虚，然热毒亦因走泄，兼之未经起胀灌浆，则血气未曾外耗，倘非险逆，加以大补托里，每多得生。至于收靥之时胎落者，则毒已出表消散，亦多无事，但重虚而元气衰脱，倍宜补益耳。若正当起胀灌浆而胎落者，则气血衰败，内外两虚，既不能逐毒以外出，则毒必乘虚而内攻，其为不救者多矣。

参苏饮 人参 紫苏 干葛 前胡 制复 茯苓 陈皮各等分 枳壳（麸炒） 桔梗 木香 甘草各减半

黄芩汤 治热利。

黄芩　炙草　芍药各等分　大枣五七枚
水煎服。

妊娠麻疹论

　　妊娠出疹，当以四物加减，而加条芩、艾叶，以安胎清热为主，则胎不动而麻疹自出矣。然热毒蒸胎，胎多受伤，但胎虽伤，而母实无恙也。盖疹与痘不同，痘宜内实，以痘当从外解，故胎落，毒气乘虚而内攻，其母亡；疹宜内虚，以疹当从内解，故胎落，热毒随胎而下，其母存，虽然与其胎去而母存，孰若子母两全之为愈也。且古人徒知清热以安胎，不思疹未出而即以清热为事，则疹虽出而内热愈深，是欲保胎，反足以伤胎也。宜轻扬表托，则疹出而热自清，继以滋阴清解，则于疹于胎两不相碍，不安胎而胎自安矣。如疹出不快，宜白虎汤合用升麻葛根汤，倍加元参、牛蒡治之。胎气上冲，急用苎根、艾叶煎汤，磨槟榔服之，再以四物汤进之。热甚则胎不安，服固胎饮数剂。如又不愈，腹疼腰痛，即知胎有必坠之机，如胎坠，即以产法论治矣。

　　升麻葛根汤　葛根　升麻　白芍　甘草各等分
水一盏，煎七分，温服。

　　此解发表散之方也。表热壮盛，邪实于表。《经》曰：轻可去实。故用升麻、葛根以疏表，所以然者，升麻能解疫毒，升阳于至阴之下，以助发生之气；葛根能解热毒，兼疏荣卫，以导起发之机。二味之外，又加甘草佐之，以和在表之气，芍药佐之，以和在里之荣。去其实邪，和其荣卫，风寒自解，麻疹自出。

固胎饮　止痛安胎。

地黄　川芎　归身　人参　白芍　陈皮各一钱　白术（土炒）　黄芩各一钱半　甘草三分　黄连　黄柏各一分　桑上羊儿藤七叶圆者

上细切，每服二三钱，入糯米二十粒，水一盅，煎至七分，温服。痛加砂仁，血虚加阿胶。

催生万全汤　人参三钱至五钱（大补元气以为君）当归三钱（大补荣血以为臣，去芦）　川芎一钱（入肝以疏郁滞，少寓升提之性，则降下之药得力）　桃仁十三粒（不去皮尖，捣碎，取苦可去旧，甘能生新，滑能润下）　干姜一钱（温能通行血分，炒黑黄色，焦则令其下降，而遏其上升也）　炙草六分（令其药性少缓，中宫得受补益，不使即为下坠也）　牛膝梢二钱（既能下行腹，走十二经络，令其经络无壅，则气血效力以为运行推出）　红花三分（多则破血，少则活血生新耳，酒炒）　肉桂六分（冬天用八分，临煎方去皮切碎，借此引经，率领诸药直入血分，且温可通行散瘀，则生产自易）　加胶枣二枚

水煎，食前温服。如产妇壮实及无力服人参者，去参用之，其催生之效，尚能倍于佛手散多矣。论曰：妇人临产，关系母子性命，实存亡顷刻之时。是以古人立方甚多。然产育乃大伤气血者也，其难产又多由气血不

足，产后诸疾，固属气血大亏。然产后诸虚，皆因产前所致，今立万全汤，乃体达生生化二方之意，合成一方，务取万全，屡用甚验，故以万全名之。先以调补血气，佐以散瘀、下降、温中，使气血得力，自能健用催生，此不催之催也。故用人参、当归为君，培补气血，壮其主也；少加桃仁、川芎、黑姜、炙草、酒红花，温中而散其瘀也；牛膝梢、桂心，温行导下，使无上逆冲心之患，不惟催生神效，产后更无瘀血凝带，百病不生。补而兼温则不滞，温而兼补则不崩。升少降多，则气得提而易下；降而兼升，则瘀自去而新自归。补多泻少，邪去而元气无伤；苦少甘多，瘀逐而中和仍在，岂非万全催生者乎？

产后脉诀论

《脉经》云：产后之脉，寸口洪疾不调者死，况微附骨不绝者生。又曰：沉小缓滑者吉，实大坚弦疾者凶，牢革结代及涩滞不调者不治。丹溪曰：胎前脉当洪数，既产而脉仍洪数者死。又曰：胎前脉细小，产后脉洪大者多死。予见产后多有洪数而生者，要知血虚之脉浮洪而数者居多，产后血虚，故现此脉。若不明以告之，俗医多误认为外感，虚虚之祸，在此顷刻。然此洪数之中，自有和滑之象，非如牢疾而少胃气之谓，故多死也。《产经》曰：胎前之病，其脉贵实；产后之病，

妇科秘书

其脉贵虚。胎前则顺气安胎，产后则补虚消瘀，此其要也。

生化汤论

生化汤论曰：产后诸症，皆缘气血骤下，元气大亏，用药不同常法。是以有极不能姑待者，则当峻补之中，加入温行之药，峻补则力大而可宣通，温行则流畅而不凝滞。至于逐瘀之剂，即实症亦不可用峻厉之药，况产后大虚，恐血无主宰，一任药力便为崩而不止，虚则易脱，势如覆水难收矣。夫人遇大病之后，血气两虚，犹当调补，况产后脾胃血气之虚衰，更有甚焉者乎？今之治产后者，亦云：元气因产而亏，运行失度，不免瘀血停留，致成诸疾，必以去瘀为先，瘀消方可行补，甚有用回生丹，攻血块，下胞衣，殒人性命者。此盖只知专攻旧瘀，而不知新血转伤之害，岂知块固当消，而新血犹当生也。盖专消则新血不生，专生则旧血反滞。予考新产诸方，莫若生化汤为产后第一妙方。其方芎、归、桃仁温中行血，善去旧血，骤生新血；佐以炙黑干姜、炙草，引三味入于肺、肝，行中有补，化中有生，故名生化，盖因功而立名也。又有加入益母草一钱五分，功效亦同。此实治产之良方，保全产妇之圣药也。故冯氏因此方之妙，变化用于临产，加人参、桂、牛膝、红花，又为催生之神剂矣。

生化汤方　凡孕妇临月，即预备生化汤数剂，俟临产之时，即为预先煎就。产下，随服二三剂，以逐瘀生新，再无产后之患。无论正产、半产，虽少壮产妇，俱宜服之。故此汤为产后七日内要药。倘产下之时，未及煎服。凡产后诸症，仍以此汤治之。

全当归八钱（酒洗）　川芎四钱　干姜四分（炙黑存性）　桃仁十粒（去皮尖，打碎）　炙草五分

水二盅，煎七分，加酒小半盅。如素日不能饮酒者，加六七茶匙，稍热服之。药渣留，并后帖药渣，合而再煎，而帖共三煎，在产下一二时辰内，未进饮食先相继煎服。能速化旧血而骤生新血，不特可免目前晕厥、汗、崩、恶露停滞等患，且诸病不生，精神百倍矣。如胎前素虚之人，产后又当再制两帖煎服，以防倦怠。若产下已服一二帖，而块痛未除，仍当再进几帖，块痛自消矣。

产后药误须知

产后勿轻用乌药、香附、木香，及耗气、顺气等药，用之反增满闷，虽陈皮用不可过五分。

产后勿轻用青皮、厚朴、山楂、枳壳、陈皮消食药，多损胃减食，即枳壳、香砂等丸，亦多损气血。

产后勿用青皮、枳实、苏子以下气定喘，用之元气必脱。

产后浮麦伤胃耗气，五味能阻恶露，枣仁油滑致泻，均为禁忌。

产后身热，误用黄芩、黄连、黄柏、栀子，损胃增热，致不进饮食，且黄芩苦寒，无论恶露净与不净，皆非所宜。

产后四日内，未服生化汤以消血块，勿先用人参、芪、术，致块不除。

产后勿轻用牛膝、红花、苏木、枳壳等类以消块，犹忌多用、独用。至于三棱、莪术、枳实、山楂等峻药，更不可用，若误用，旧血骤下，新血亦随之而损，祸不可测也。

产后勿轻用生地黄以滞血路。

产后不可用大黄、芒硝以通大便，反成臌胀。

产后不可用五苓以通小便，用之愈闭。

三　冲　论

产后危症，莫如败血三冲。其人或歌舞谈笑，或怒骂坐卧，甚者逾墙上屋，口咬拳打，山腔野调，号佛名神，此为败血冲心，多死。《医通》云：花蕊石散最捷，琥珀黑龙丹亦效。如虽闷乱，不致颠狂者，失笑散加郁金。予谓：当于妄言妄见门参看治疗。

若其人饱闷呕恶、腹满胀痛者，为之冲胃。《医通》云：用平胃散加姜、桂，往往获效；不应，送来复丹。

呕逆腹胀，血化为水者，《金匮》下瘀血汤。予谓：当于饱胀呕逆等门参看治疗。

若其人面赤，呕逆欲死，为之冲肺。《医通》云，二味参苏饮，甚则加芒硝荡涤之。予谓：当于口鼻黑衄门参看治疗。

大抵冲心者，十难救一；冲胃者，五死五生；冲肺者，十全一二。其《医通》所用金石及峻药等治法，亦无可如何之思，与其视死，不若救生之意耳。予谓：治此等症，宜用生化、失笑、抵圣等类平稳药，当亦通神。

二味参苏饮：治恶露入胞，胀大不能出，及产后败血冲肺喘满，面赤几死者。

人参二钱　苏木四钱（碎）

水煎服。又有入童便热服，大便溏泄者禁用。

失笑散　治妇人心痛气刺不可忍，及产后儿枕畜血，恶血上攻疼痛，并治小肠气痛，更治胞衣由瘀血胀满不能出者。

五灵脂（生，酒研，澄去砂）　蒲黄（生，筛净）

为末，每服二三钱，葱汤调末服之。一方用酒煎热服。按此方，如行血，各等分俱生用；如止血，俱炒用。或五灵脂减半用。若用以止痛，蒲黄宜减半。又一方，蒲黄一半生，一半炒用。

抵圣汤（见气逆、呕吐不食门）

妇科秘书

产后不宜汗下利小便论

产后阴血骤下，阳无所附，孤阳外越，每多发热，此乃阴虚生热，切勿作外感而表散。生化汤善能退热，以其内有姜、草，所谓甘温能除大热也。故产后虽有表症，一切风药性升，不可用，恐载血上行，令人发晕。且虑重竭其阳，必至汗脱而死，即佛手散中川芎辛散，能发汗走泄，亦须临时因症审酌用之。产后阴血既亏，津液自少，况临产劳倦气虚，虚则传化自迟，二肠枯燥，势所必然，久则自复。或用生化汤养血，兼生津助液亦可。故产后虽二便暂不有甚通利，然于下利等药，必须禁用，非特硝、黄、五苓难于轻试，即四物汤中生地、芍药，纯阴而伐而生气，且作泻而凝血。五苓利水伤阴，愈通之而愈枯结。若误用而重亡其阴，难免孤阳无辅而走脱矣。故《机要》有云：胎产之病从厥阴，无犯胃气及上下二焦，不可汗，不可下，不可利小便也。

新产三审论

凡治产后，三审不可缺也。一审少腹痛与不痛，以征恶露之有无；二审大便通与不通，以征津液之盛衰；三审乳汁行与不行，及饮食多少，以征胃气之充馁。大抵常产之妇，开合有权，产后子宫即闭，儿枕随气攻注，碎作小块，续续而下，所以延绵日期。又有由于难产，过伤子宫，关闸废弛，不能收敛，或下血块，大小形色与茄无异，此名儿枕是也。全块顿出，自无淋沥之患，即有余血，尽归溲便，如皂荚汁，少腹略无痛苦。切勿认为产后瘀尚未行，妄行攻下，误人性命。产后又有似乎儿枕痛者，摸之亦有块，按之亦微拒手，人皆指为儿枕宿血，此大不然。夫胎胞俱去，血亦岂能独留？盖子宫蓄子既久，忽尔相离，血海陡虚，所以作痛，胞门受伤，必致壅肿，所以亦若有块，而实非正块。肿既未消，所以亦颇拒按。治此者，当安养其脏，不久自愈。若有瘀服药，生化汤最对，殿胞煎或四神散亦可。若误用苏木、红花、元胡、青皮之属，反损脏气，必增虚病，慎之，慎之！

殿胞煎　治产后儿枕疼痛等症如神。

当归五钱　川芎一钱　茯苓一钱　炙草一钱　肉桂五分　水一盅。

煎八分，热服。如脉细而寒或呕者，加干姜（炒黄色）一钱；如血热多火者，去肉桂，加酒炒芍药一钱。

四神散（见腹痛门）。

血块痛论

产后血块，是孕成余血之所积也。夫妇人血旺气衰，二七而天癸至，三旬一见，以象月盈则亏，行之有常则曰经。有孕则经水不行，其余血注于胞中以护元。一月名胎胚，二月名始膏，三月始成形面名胎，方受母血之荫庇。胎形尚小，虽食母血，而尚有余汁，并前两月之血，积于胞中，日久成块。至产时，当随儿下。或因产妇送儿送胞劳倦无力，或谓调护失宜，腹欠温暖，至血块日久不散，疼痛拒按，并宜生化汤血行血，久外热衣暖腹可也。慎勿轻服峻剂，至崩脱不救。

晕 厥 论

凡产后晕厥二症，皆由气血并竭，苟非急补，何能挽其将绝之元神，无庸置疑者也。但晕在临盆，症急犹甚于厥，用药不及，急救法救之，如其人微虚者，则眼花头眩，或心下满闷，神昏口噤，不知人事，少顷即苏，或因亡血过多，以致虚火乘虚泛上，而神不清，身无所主，其阴血暴亡，心神失养，心与胞络，君相之火，得血则安，亡血则危。火火炽，故令人昏冒；火乘肺，故瞑目不省人事。是阴血暴亡，不能镇抚也。《经》云：病气不足，宜补，不宜泻。瞑目合眼，病悉属阴，暴去有形之血，则火上炽。均宜频灌生化汤，或从权急救，生化汤二三帖，先补血分之亏，则块化、血旺、神清而晕止。大虚者，其症面白眼闭，口开手冷，多汗神昏，六脉微细之甚，是气随血脱而欲绝，当大剂人参方可回阳，恐势急而补阴不及，须以兼用气药。此阳生阴长之理也。以权急救加参生化汤最效。但凡大病大虚之人，皆能作晕。产后之晕，因血去而名之曰血晕，实非因血而致晕也。即有恶血上逆、血滞等症，亦莫若生化汤温而行之，去瘀止晕之妙。予见江南产科，有用当归一钱、益母草一钱，人参二钱，红花六分，炮姜八分，煎热，冲童便服之，以治晕。此方兼得之义，庶几近之。至于厥症，在分娩之后，因产时用力过多，劳倦伤脾，孤脏不能注于四傍，故手足逆冷而发厥。《经》云：阳气衰于下，则为寒厥。厥气上行，满脉去形。盖逆气上满于经络，则神气浮越，去身而散也。宜大补回阳，生化汤连用二服，俟气血旺而神复，厥症自止矣。又非偏补血分之可得而愈也。若服药而口渴，另用参麦散以代茶，助津以救脏燥也。又有四肢逆冷、泄痢，类伤寒阴症，不可用四逆汤，必生化汤倍参煎服，或加熟附子一片，则可以止逆回阳，而见参、归之功矣。若血块痛止而厥，滋荣益气汤最效。凡晕厥，乃产后危急二症，若新产块痛未除，又未可遽加芪、术，故急加人参，从权以救之。俟晕止厥回，再去参以除块痛，此要诀也。

从权急救生化汤　治三等血晕，兼化瘀生新。

川芎三钱　当归六钱或八钱（酒洗）　　干姜四分（炙黑）　桃仁十粒（去皮尖）　　炙草五分　荆芥穗四分（炒黑，汗多忌用）

枣二枚，水煎服。劳倦甚及血崩，或汗多形气脱而晕，加人参三钱，肉桂四分，急服一二帖，其效如神，决不可疑参为补而缓之。

从权急救加参生化汤 治产后形色脱晕

人参三钱　川芎二钱　当归四钱（酒洗）　干姜四分（炙黑）　桃仁汁十粒（去皮尖）　炙草五分　荆芥四分（炒黑，汗多忌用）

枣二枚，水煎服。血块痛甚，加肉桂七分；汗多加麻黄根一钱；如无块痛，加蜜炙黄芪一钱以止汗。

加参生化汤（附大补回阳生化汤）　人参二钱　川芎四钱　当归八钱（酒洗）　干姜四分（炙黑）　炙草五分　桃仁十粒（去皮尖）

枣二枚，水煎服。此方产后诸危急症通用。一日夜须服三四帖，方能接绝之气。如产后三日内，块痛未除，俟元气稍复，已有生意，当去参，仍服生化原方。虚脱、厥逆、汗多，加人参三四钱；脉与形脱将绝，必用此方频灌；汗多、身热、气短，加人参；左尺脉弱，亦加人参；汗不止，三四剂后，加蜜炙黄芪一钱。一方：川芎、当归减半，名大补回阳生化汤，治新产厥症，枣引，速煎二服即效。若厥症作渴，佐以生脉、五味饮代茶，以救津液，则渴减厥回。

滋荣益气汤 治血块痛而厥。

人参　当归各二钱　川芎　白术（土炒）　黄芪（蜜炙）各钱半或一钱　熟地二钱　麦冬八分或一钱（去心）　炙草四分　五味子十粒　川附子五六分或一分钱（制）

水煎服。汗多加麻黄根、炒枣仁各一钱。

血脱气脱神脱三症论

产后暴崩为血脱，气短似喘为气脱，妄言妄见为神脱，三症虽有气阳血阴之分，于精散神促无异，比前晕症，治可少缓，亦危症也。若非大药急方频服，失之者多矣。倘误为气实痰火妄治，鲜有不殒生者。若势急，并宜用加参生化汤，补中寓行，免致血虚之失。其血脱患崩一症，由冲任已伤，气血未复，或因劳役惊恐，或因恶露未尽，固涩太速，以致停留，一旦复行，然经血大来。当审血气而辨血色之红紫，视形色之虚实。如血多紫色有块，乃当去之，败血也，其少腹必胀满，按之而痛，止之后能作痛，或致淋沥，此不可言崩，只服生化汤几帖自愈。如鲜红之血大来，乃惊伤心，不能主血；怒伤肝，不能藏血；劳伤脾，不能统血。血不归经，血脏有伤，当以崩症治之。崩非经病，产妇得之，是为重虚，犹不可忽。故宜急治，用荆芷治崩汤。若有血块痛而形色脱，或有汗，或气促，宜服加参生化止崩汤以益气，使阳生而阴血自旺，非十灰散之可止者。如血块痛止，或产后半月外崩症者，又宜滋荣益气止崩汤，或升举大补汤，少佐黄连坠火，宁血归经，或用曾生升举大补汤亦妙。亦有小腹空痛，不可误认有瘀，察其下血少而无紫块者是也，当以崩治，宜重用熟地。若小腹满痛不已，而脉实大紧数者，此肝经已竭，肝气随

妇
科
秘
书

败矣，难治。《医通》有治产后崩中去血，赤白相兼，或如豆汁，用《千金》伏龙肝汤治之。其气脱短气似喘一症，因产所下过多，荣血暴竭，卫气不能运行，独聚于肺，肝肾不接，故令呼吸短促，语言不相接续，有似于喘，实非喘也。夫肺受脾气散精，生脉而通水道、呼吸，所以清肃上下，调和荣卫而为平人。若值产后血亡气穷，浮脱于上，孤阳绝阴，无根将脱之兆，最为危候。惟大进参、附，或可得生。世有妄论痰火实证，反用散气化痰之方，治之必死。有块痛者，当用大补回阳生化汤，连二三服。世人多疑参助喘不用，致不救者多矣。况同芎、归、黑姜，不知芪、术万无有失。要知人生于气，气壮则根本固，而藏源者敛纳于下，运行者强健于中，何有为喘为胀之虞。考《全书》，贞元饮亦治似喘妙药也。如无块痛，当用续气养荣汤最妙。或倍参补中益气汤，少佐熟附，助参以治气，摄气归元亦可。如气虚兼寒者，宜大补元煎，或理阴煎主之。其神脱妄言妄见一症，因心肝脾三阴血少，而神魂无依也。然有谵语郑声之分，甚至发狂等症，统归于妄耳。其轻者，睡中呢喃；重者，不睡亦语。或言日用寻常之事，或如见鬼状，昏不识人，语言不休，此谵语之谓也。若虚甚而声转无力，言语不能接续，有头无尾，一两句即止，或重言叠语，说过又说，或如造字出于喉中，若郑声之轻怯，此郑声之谓。其精气衰夺，更甚于谵语矣。若夫产后气血暴竭，而心神失守，故语言无伦，肝魂无依，则瞳目妄见。况心为五脏之主，目乃百脉之官，虚症见于心目，则十二官各失其职可知矣。是以视听言动，皆成虚妄。当论产期块痛有无，先后施治，方为得法。若分娩儿下之后，块痛未止者，宜服宁神生化汤。确知瘀血不行，合失笑散同服；如痛止者，则服宁心定魄茯神汤，连进大补十数剂，生气养血，安神定志，服至元足，其病始愈矣。或以生地易熟地，而清心火，宁君主之官亦可。

荆芷治崩汤　治产后血崩，其色鲜红。

川芎一钱　归身四钱　干姜二分（炙黑）　荆芥穗六分（炒黑）　炙草四分　白芷五分

枣，煎服。

加参生化止崩汤　治产后血块痛，鲜血崩，形色脱，或汗多，或气促。

人参二三钱　归身四钱　川芎二钱　干姜（炒黑）炙草各四分　白芷　荆芥穗（炒黑）各五分　桃仁十粒

滋荣益气止崩汤　治产后无块痛，或半月外崩症。

人参　川芎　黄芪（蜜炙）各一钱　白术（土炒）生地各二钱　当归四钱（酒洗）　陈皮　黄连　白芷荆芥（炒）　升麻　炙草各四分　枣二枚

水煎，入童便温服。惊悸加柏子仁一钱，炒枣仁一钱；身热，倍加参、芪，去黄连。

升举大补汤　治产后日久，血崩不止，或崩如鸡蛋大，或去血片。宜大补脾胃，升举气血，少加镇坠心火之剂，并治老壮妇人崩淋。

人参二钱　黄芪一钱（蜜炙）　熟地二钱　白术

（土炒）　当归（酒洗）各二三钱　防风三分　荆芥（炒黑）　羌活　升麻　白芷　陈皮　黄连（炒）　黄柏（炒褐色）　炙草各四分

《千金》伏龙肝汤　治劳伤冲任，崩中去血，赤白相兼，或如豆汁，脐腹冷痛，口干食少。

伏龙肝（如弹子大）七枚　生姜　生地各一两五钱　甘草　艾叶　赤石脂　桂心各六钱

分四服，日三夜一。

宁神生化汤　治产后块痛不止，妄言妄见，未可用芪、术者。

人参二钱　当归三钱（酒洗）　干姜（炙黑）　炙草各四分　茯神　柏子仁　川芎各一钱　桃仁十粒　益智仁八分　陈皮三分　枣二枚　龙眼肉五个

水煎服。

恶露不止论

产后恶露不止，非如崩症暴下之多也。由于产时伤其经血，虚损不足，不能收摄，或恶血不尽，则好血难安，相并而下，日久不止，渐成虚劳。当大补气血，使旧血得行，新血得生，不可轻用固涩之剂，致败血聚为癥瘕，反成终身之害，十全大补汤主之。如小腹刺痛者，蒲索四物汤主之。如产后月余，经血淋沥不止，宜用升陷固血汤。《全书》云：因血热者，宜保阴煎、清化饮。因伤冲任之络而不止者，宜用固阴煎加减用之。若肝脾气虚，不能收摄，而血不止者，宜寿脾煎。若气血俱虚，而淡血津津不已者，宜大补元煎。若怒火伤肝，而血不藏者，宜薛氏加味四物汤。若风热在肝，而血下泄者，宜一味防风散。以上诸治法，与《济阴纲目》理同，血崩门亦可参看通治。

蒲索四物汤　治产后恶露不止。

当归一钱半　川芎八分　熟地二钱　白芍（酒炒）延胡（醋炒）各一钱　蒲黄七分（炒）　干姜五分（炒黑）

产后忌芍药，而此方用之，审恶露不止四字，则产日已久矣，故不忌。

升陷固血汤　治产后月余，经血不止，陷下者举之。

当归　川芎　熟地　白芷　升麻　血余炭各一钱水煎服。

保阴煎　治一切阴虚内热动血等症。

生地　熟地　芍药各二钱　山药　川续断　黄芩黄柏各一钱五分　生草一钱

水二盅，煎七分，食远服。如血虚、血滞，筋骨肿痛者，加当归二三钱；如气滞而痛，去熟地，加陈皮、青皮、丹皮、香附之屑。此方芩、连、栀、柏等类，当于产后日久，方可用之。

固阴煎　治阴虚滑泄，带浊淋遗，及因虚不固，此方专主肝肾。

人参（随宜）　熟地三五钱　山药二钱（炒）　山萸肉一钱半　远志七分（甘草水泡，去骨，炒用）　炙草一二钱　五味子十四粒　菟丝子二三钱（炒香）

水二盅，煎七分，食远温服。

寿脾煎　治脾虚不能摄血等症，及妇人无火崩淋，凡兼呕恶，犹为危候，速宜用此救脾，则统血归源矣。若再用寒凉，胃气必脱而死。

人参（随宜）一二钱　白术二三钱　当归二钱　山药二钱　枣仁一钱半　远志三五分（制）　干姜一二钱（炮黑）　炙草一钱　莲肉二十粒（去心，炒）

水煎服。滑脱不禁者，加醋炒文蛤一钱；下焦虚滑不禁，鹿角霜二钱为末，搅入药中服之。

大补元煎　治男妇血气大坏，精神失守，危剧等症。

人参　山药二钱（炒）　熟地二三钱（多则用二三两）　杜仲二钱（盐水炒断丝）　当归（泄泻者去之）枸杞各二三钱　山萸肉（如畏酸吞酸者去之）　炙草各一钱

水二盅，煎七分，食远温服。如元阳不足，多寒者，加制附子、肉桂、炮姜之类，随宜用之；如血滞者，加川芎，去山茱萸；滑泄者，加五味、炒故纸之屑。

薛氏加味四物汤　养肝血，清肝火。

熟地　当归各三钱　芍药二钱　川芎　炒山栀　柴胡　丹皮各一钱

气 喘 论

凡产后，若因风寒外感，邪气入肺而喘急者，必气粗胸胀，或多咳嗽，自与气短似喘、上下不接者不同。治当疏散中兼补为主，宜金水六君煎，或六君子汤。若单以寒邪入肺，气实、气壅而本无虚者，宜六安煎，或二陈汤加苏叶之类主之。又有瘀血入肺，必面黑发喘，与气短似喘大不相同，用二味参苏饮治之。苟有气虚血痰泛上者，用六君子调服，失笑散亦效。

恶露不下论

凡产后脏腑劳伤，气血虚损，或包络挟于宿冷，或当风取凉，风冷乘虚而搏于血，壅滞不宣，积蓄在内，故不下也。宜温暖活血，则血自行，此必小腹胀满，刺痛无时，宜用血症黑神散，予每治此症，用生化汤倍桃仁调失笑散，生新行瘀，频以黑沙糖冲滚汤，少滴无灰酒服之。如素不饮，或恐发晕，即不加酒亦可，每每获效。又或因脾胃素弱，中气本虚，败血亦少，气乏血阻，不能尽下，其症乍痛乍止，痛亦不甚，不可用大黄等药攻之，反增别病，加减八珍汤主之，或生化汤多服数帖亦效。

黑神散（见前卷谵语门）。

脱汗亡阳及诸汗论

产妇分娩，既已亡血，而又多汗，极危症也。盖汗者，心之液，荣于内为血，发于外为汗。血液属阴，阴亡阳亦随之而走，故曰脱汗亡阳。其用药与他症不同，但血块作痛，芪、术未可遽加；如倦甚，溅溅汗出，形色又脱，速灌加参生化汤，倍参以救危急，毋拘块痛矣。汗止再去参服之。《经》曰：阳气者，精则养神，柔则养筋。多汗不止，必发柔痉，气血俱虚，当用十全大补汤，不应，加附子。予谓：无块痛者当用之。此症若服参、芪重剂，而汗多不止，及头汗出，不至腰足，难治。

自汗不止，皆由劳伤心神，不能镇守其液，治当健脾胃，散水谷之精以归肺，益其荣卫而虚血归源，灌溉四傍，不使妄行于外而为汗也。亦用加参生化汤，或麻黄根汤，并间用黄芪、五味煎汤，送六味丸。《医通》云：因外感多汗者，黄芪建中汤主之。

盗汗者，睡中汗出，醒来即止，犹盗贼之瞰人睡而盗之，谓之盗汗，非自汗可比也。此因亡血阴虚，阳气偏盛。《内经》云：阳加于阴则发汗。治当兼用血分药品，杂病虽用当归六黄汤，然寒而腻膈，又不可治产后之盗汗也。宜止汗散主之。

头汗者，或因湿热，或因瘀血，当审虚实治之。

半身汗出，昔人用二陈合四物，治多不效。以血药助阴，闭滞经络也。此属气血不充，而有寒痰留滞，非大补气血，兼行经豁痰不效，宜十全大补、人参养荣，加星、半、川乌。若肥人，多加豁痰行气药；如瘦人，乃气血本枯。

麻黄根汤　治产后虚极，自汗不止。

人参一钱或二钱　当归二钱　黄芪一钱半（蜜炙）麻黄根　牡蛎（煅）　麦冬（去心）　浮麦各一钱　桂枝五分　炙草四分

水煎服。如无块痛，加土炒白术一钱、熟地三钱；手足冷，加熟附子一片，炮姜四分；恶风寒，加防风五分。

黄芪建中汤　桂枝一钱　白芍二钱　炙草七分　黄芪一钱半（蜜炙）　胶饴三钱　生姜三片　枣二枚

桂枝汤者，和营表药也。倍芍药，加胶饴，便能建立中气，故名小建中汤。以芍药之酸，敛护营血，胶饴之甘，培养中土。能治风木乘脾，寒热腹痛。再更加炙黄芪，即黄芪建中汤，治虚劳感寒，发汗自汗，以黄芪实卫气，使营卫脏腑俱和，而受益多矣。

止汗散　治产后盗汗。

人参二钱　麻黄根一钱半　当归（酒洗）　熟地各三钱（如有块痛不用）　黄连五分（炒）　浮麦一钱

伤 食 论

产后形体劳倦，脾胃俱伤，是以新产之后，去膏粱，远厚味，食粥、茹、蔬以为调摄。更有本不思食而强与之，胃虽少纳，脾难运转，易致食停痞塞，甚而伤食发热，切勿误认为阴虚。更有食滞腹痛，又勿错疑为血凝。治斯症者体认正实，如发热而饮食调者，方可补血；若恶食嗳酸者，食滞之症，即当扶元为主，补气、养血、健脾、助胃，审伤何物，佐以何药。消导则脾气复而转输，易滞物行并胃思谷矣。如此补消兼治，无有不安，故善治者，治法有先后缓急，论症因块痛有无。产后有日数新久，能重产虚之本，而兼去停积之标，攻补如法，无不应手而愈。故有生化消食汤、健脾消食汤之分别施治。

生化消食汤　即生化汤加神曲（炒），麦芽（炒）各六分。

健脾消食汤　治产后块痛已除，停食痞塞。

人参二钱　当归三钱（酒洗）　川芎　神曲（炒）各一钱　白术一钱半（土炒）　山楂　砂仁各六分　麦芽　炙草各五分

忿怒气逆论

产后忿怒气逆，胸膈不舒服，甚而作痛者，兼之血块又痛，宜用木香生化汤，则自然血块速化，怒气易散，并治而不悖也。若轻产而重气，偏用香附、乌药、枳壳、香砂之类，以散气行块，而元气反损，闷满疼痛益增，非善治产者也。

木香生化汤　治产后块痛未除，日受气恼至效。

川芎二钱　当归六钱（酒洗）　　干姜四分（炙黑）陈皮三分　木香二分（磨，冲服）

水煎服。若怒后伤食，与伤食同治，审伤何物，以何药消之。

头痛论

人身之中，气为阳，血为阴，阴阳和畅，斯无病矣。夫头者，诸阳之会也，产后去血过多，阴气已亏，而虚阳失守，上凑于头，则令头痛，但补其血，则阳气得纵，而头痛自止。间有败血停留子宫，厥阴之位，其脉上贯巅顶，作巅顶痛者，虽有身热恶寒之候，是宜生化汤加减，慎不可用羌、独等药。盖由正阳亏损，浊阴得以犯上，陷入髓海，为胀为痛，是非清阳升复，则浊

妇科秘书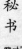

阴不降，在里内起之邪为病，非若外人之邪可表而愈也。况生化汤中芎、姜亦能散表邪，桃仁亦能逐瘀血，是又可兼治。再少为因症加入，又何用另方施治乎？

心痛即胃脘痛论

人之胃脘居于心下，产后或伤寒气及冷物而作痛，当散胃中之冷物，生化立效方治之，无有不安。若独用热药攻寒，其痛虽止，而血妄行，反虚产母。况寒者心挟虚，而燥热者必佐阴药，方能制其僭越也。至于绵绵而痛，当问血块尽，又可揉按而少止，是虚当用补剂。大抵产后寒食，上攻于心则心痛，攻于腹则腹痛，治心腹之痛，大约相同。冯氏云：产后阴血亏，随火上冲心络，名下心胞络痛，宜归脾汤主之。《医通》用理中加当归治之。

生化立效方 治产后因伤冷物，胃脘作痛。

川芎二钱 当归四钱 桃仁十粒 干姜（炙黑）炙草各五分 肉桂 吴萸各分。

腹 痛 论

产后腹痛，先问血块。如有血块，只服生化汤，甚则调失笑散，其块消而痛自止。若风冷乘虚入腹，或内伤寒凉之物作痛，得人按摩略止。或热物熨之略止，宜加味生化汤。密斋用当归建中汤治之。冯氏云：产后恶露，或因外感六淫，内伤七情，致令斩然而止，瘀血壅滞，所下不尽，故令腹痛，当审因治之。如产后数朝内，饮食如常，忽作腹痛，六脉沉伏，四肢厥冷，此恶血不尽，伤食裹血，而脉不起也。不可误认气血两虚，而用大补，须兼消导、血行之药。但产后恶露不尽，留滞作痛，亦常有之。然与虚痛不同，必其由渐而甚，或大小便不行，或小腹硬实，作胀痛极，不可近手，或自下上冲心腹，或痛极，牙关紧急，有此实症，当速去之。近上者，宜失笑散；近下者，宜通瘀煎。未效，用决津煎为善。又有腹痛定于一边及小腹者，此是侧卧，败血留滞所致，亦用决津煎为当也。《金匮》云：产后腹中疠痛，当归生姜羊肉汤主之。盖疠痛者，缓缓痛也，属客寒相阻。故以当归通血分之滞，生姜行气分之寒。君以羊肉者，所谓"形不足，补之以味"，况羊肉又能补气，疠痛属气弱，故宜之。若妇人产当寒月，寒气入产门，脐下胀痛，手不可犯，此寒疝也，亦宜当归生姜羊肉汤治之。又有产后脾虚，肾虚而为腹痛者，此不由产，而由脏气不足。若脾气虚寒，为呕吐，为食少，而兼腹痛者，宜五君子煎及六君子汤。若肾气虚寒，为泻为痢，而兼腹痛者，宜胃关煎或理阴煎主之。若胸膈饱闷，或恶食吞酸，腹痛手不可按，此饮食所伤，治法见伤食门。若食既消而仍痛，按之不痛，更加头痛烦热、作渴、恶寒、欲呕等症，此是中气被伤，宜温补脾胃为主。若发热腹痛，按之痛甚，不恶食吞酸，此是瘀血停滞，失笑散消之。若止发热、头痛、腹痛，按之却不痛，此是血虚，初产生化汤，日久用四物加炮姜、参、术以补之。

加味生化汤　治产后风冷，或伤寒物腹痛。

川芎二钱　当归四钱　炮姜四分　桃仁十粒　炙草五分　桂枝四五分

当归建中汤　治风冷乘虚入腹，或伤寒冷物腹痛。

当归（酒洗）　白芍（酒炒）　桂心　炙草各二钱　姜五片　枣三枚

入饴糖三匙，搅匀服。

《金匮》当归生姜羊肉汤　治产后腹中疗痛，及寒月生产，寒气入于子门，手不可犯，脐下胀满，并治寒疝，虚劳不足，及胁痛里急。

当归一两　生姜两半　羊肉二斤（生）

取羊肉清汤煎药，温分三服。

小腹痛并儿枕论

产后寒中感寒，及饮食冷物，下攻小腹作痛，前已论之矣。又有因血虚痛及小腹者，亦服生化汤妙。至血块作痛，俗名儿枕痛者，亦用生化汤，不应，用延胡生化汤均可。密斋云：脐下胞胎所系之处，血之所聚也，产后血去不尽，即成小腹痛症。刺痛无时，痛则有形，须臾痛止，又不见形，血症黑神散主之。然有产妇小腹作痛，服行气破血药不效，其脉洪数，此瘀血内溃为脓也。是因营卫不调，瘀血停滞，宜急治之，缓则腐化为脓，最难治疗。若流注关节，则患骨疽；失治，多为败症。脉数而洪，已有脓；迟紧乃瘀血也，下之愈。

延胡生化汤 即生化汤加延胡一钱。治小腹儿枕块痛。如无块，但小腹痛，可按而止者，属虚，以生化汤加入延胡索散，再加入熟地二钱。

延胡索散 肉桂　延胡

各等分，合为细末，听用。

腰 痛 论

产后腰痛者，由肾位系胞，腰为肾府，产则劳伤肾气，损动胞络，或虚未平复，而风冷乘之者，皆致腰痛。若寒冷邪气连滞背脊，痛久未已，后忽有孕，必致损动，宜养荣壮肾汤主之。如产后日久腰痛，济阴大造丸治之。如恶露方行，忽断绝不来，腰中重痛，下注两股，痛如锥刺入骨，此血滞经络，不即通之，必作痈疽。《医通》用调经散加陵鲤甲，或琥珀地黄丸。

养荣壮肾汤 治产后腰痛，属劳伤，或风寒所来。

当归二钱　独活　桂心　川芎　杜仲（盐水制断丝）　续断肉（制）　桑寄生各八分（真）　防风四分　生姜三片

煎服。如服二帖后，疼痛不止，肾虚也，加熟地三钱，再服。

局方调经散　治产后败血，乘虚停积于五脏，循经入于四肢，留滞日深，腐坏如水，渐至身体面目浮肿。或因产败血上干于心，心不受触，致心烦躁，卧起不安，如见鬼神，言语颠倒，并宜服之。

赤芍　没药（别研）　琥珀（别研）　桂心　当归各一钱　细辛（去苗）　麝香（别研）各五分

上为末，和匀，每服一钱，温酒，入生姜少许服，一方每服五分，以痛止为度。

琥珀地黄丸　治产后恶露未净，胸腹痛，小便不利。

琥珀（别研）　延胡（同糯米炒，去米）　当归各一两　蒲黄四两（生半炒半）　干生地八两　生姜一斤

上将地黄咀碎酒浸，生姜切片，名捣取汁留滓，无油杓中，用姜汁炒地黄滓，地黄汁炒姜滓，各干为末，忌犯铁器炼白蜜为丸，弹子大，每服一丸，空心，当归煎汤调服。

胁肋痛论

产后胁痛，乃败血流入肝经，其厥阴之脉，循行胁肋，故作痛。此症有虚实，宜分治之，不可误也。如胁下胀，手不可按，是瘀血也，宜去其血，芎归泻肝汤主

之；如胁下痛，喜人按，其人闪动肋骨，状若奔豚者，此去血太多，肝藏虚也，当归地黄汤主之。《尊生》云：肋痛属气滞，归芍清肝饮治之。

芎归泻肝汤 治产后瘀血胁痛，手不可按。

归尾一钱 川芎 香附（童便制）各八分 青皮 枳壳（麦炒）各六分 桃仁八粒（去皮尖） 红花四五分 人童便 酒

当归地黄汤 治产后肝血去多，胁虚而痛。

人参 当归（酒洗） 白芍（酒炒） 熟地各一钱半 陈皮 炙草 桂心各一钱 姜 枣引

归芍清肝汤 治产后气滞肋痛。

当归一钱半 白芍 桔梗各六分 槟榔 枳壳（麦炒）各三分 桂心 青木香 柴胡各二分五厘

手足身痛论

产后偏身疼痛者，因产百节开张，血脉流散，气弱不充，则经络间血多凝滞不散，筋脉急引，骨节不利，故有腰背不能转侧，手足不能伸屈，或身热头痛者，起痛散主之。若误作伤寒，发表汗出，则筋脉瞤动，手足厥冷，变为痉证，又当十全大补汤也；若指节疼痛，补中益肾汤；足膝肿或痛，独活寄生汤。《医通》云：产后手足身痛，是血虚不能荣也。手足走痛者，是气血不能荣养四末，而浊气流于四肢则肿，阴火游行四旁则痛

妇
科
秘
书

也。不出养荣加黑姜主之。

起痛散 治产后遍身疼痛，由气血虚有滞，不可误作伤寒施治。

当归二钱（酒浸） 黄芪一钱（蜜炙） 白术（土炒） 淮牛膝（蒸） 独活 肉桂 韭白各八分 甘草三分

补中益肾汤 专治产后虚劳，指节疼痛，头疼汗出。

人参 蜜炙黄芪 淡豆豉各一钱 当归二钱（酒浸） 韭白五分 生姜三片 猪肾一副

先将猪肾煎熟，取汁二盏，煎药八分，温服。

发 热 论

产后七日内外发热，其证多端，除伤食发热已论，见伤食门矣。然又有发热恶寒头痛似太阳证，或寒热头痛胁痛似少阳证，皆由气血两虚，阴阳不和，其状颇类伤寒，治者慎勿偏执。盖产后大血空虚，一经发汗，重则亡阳，轻则筋惕肉瞤，或郁冒昏迷，或搐搦便秘，变症百出矣。虽明知感有外邪，其生化汤内芎、姜亦能散之，否则辛散生化汤亦可。何用发表以犯不可汗之禁乎。产时伤力发热，去血过多发热，恶露不快发热，三日蒸乳发热，早于起床劳动发热，多因血虚阳无所依，浮散于外面为热，只服生化汤二三剂去恶生新，阳生阴长，其诸热悉能退之，《尊生》用丹溪法，以四君子汤加芎、归、黄芪、炮姜，治产后发热，亦甘温除大热意也。

辛散生化汤　治产后感冒风寒，恶寒发热头痛。

川芎一钱半　当归三钱　炙草　干姜（炙黑）　羌活　防风各四分　桃仁十粒（去皮尖）

大便燥秘论

产后大便燥秘，由于去血过多，胃中枯燥，精微不及下输，以至糟粕壅滞不通，况大肠主津，产妇内亡津液，则干涸失其传导变化之权，故令便难。多服生化汤，则血旺气顺，自润而通，或服养正通幽汤亦可。倘不大便而无所苦，即勿药亦可，即有似伤寒三阴症，潮热汗出，或口燥腹满，或谵语便秘，燥粪宜下等症。乃气血枯竭，虚证类实，慎勿妄议三承气汤以下之。冯氏云：大便难，惟宜调中养血，切不可单用麻仁、枳壳，徒耗肠胃中生养之气而无功也。有治大便日久不通，大料芎、归，方得取效，仍兼服润肠粥。如大小便俱秘，恶露不行，方论俱见恶露不下门。

养正通幽汤　治产后大便燥秘。

川芎一钱或一钱半或二钱　当归四钱或六钱　桃仁十粒（去皮尖）　炙草五分　陈皮四分　麻仁一钱半（炒）　肉苁蓉一钱或二钱（酒洗去泥）

水煎服。如有血块痛，加肉桂、炒延胡各五分，去苁蓉。

类疟及寒热往来论

产后痁疟，在初产时绝少，即胎前久疟淹缠，产后里气通达，无不霍然。即有半月内外，寒热往来，每日应期而发，或一日二三度，其症类疟，皆由产后气血虚损，阳虚作寒，阴虚发热，或昼轻夜重，或日晡发热，或有汗，或头有汗而不及身足。此乃元气虚弱，孤阳绝阴之症。俱宜滋荣益气扶正汤，间服六味丸，以退寒热。如寒热往来，头痛无汗，加减养胃汤治之；若寒热已久，无汗者，兼煎参术膏，以助养胃汤药力。慎不可作疟治，而用柴胡汤及芩、连、栀、柏以退热，草果、槟，常以绝疟而误人也。至于阴阳不和，乍寒乍热，参归汤治之。《全书》云：阴胜寒多，理阴煎，阳胜热多，三阴煎；阳气陷入阴中，补阴益气煎；阴阳俱虚，八珍、十全；败血不散，流入阴中而作寒热，决阴煎、殿胞煎。

滋荣益气扶正汤 治产后寒热往来，有汗，每午后应期而发。

人参 熟地各二钱 川芎 黄芪（蜜炙） 麦冬（去心）各一钱 当归三钱 白术钱半（土炒） 陈皮四分 炙草五分

加减养胃汤　治产后已及一月类疟，并治寒热往来，头痛无汗。

人参钱半　川芎　茯苓　苍术（米泔水制，炒）各一钱　当归三钱（酒浸）　藿香　炙草四分　橘红四分　制夏八分　姜一片　枣三枚

参归汤　治产后阴阳不和，乍寒乍热。

当归（酒洗）　炮姜一钱　人参　白芍（炒）　川芎　炙草各八分

理阴煎　熟地　当归　干姜　炙草

三阴煎　治肝脾虚损，精血不足，及营虚失血等病。凡中风血不养筋，及疟症汗多，邪散而寒热犹不止者。

人参　当归二三钱　熟地三五钱　酒炒芍药　枣仁各二钱　炙草一钱

补阴益气煎　人参一二钱　当归　山药（酒炒）各二三钱　熟地三五钱　陈皮　炙草各一钱　升麻三五钱（若火浮于上者，去此不用）　柴胡一二钱（如无外邪不用）　姜三片

煎服。此补中益气汤之变方，治劳倦伤阴，精不化气，阴虚外感疼疟，并便结不通，凡属阴气不足，而虚邪外侵者，用此升散，无不神效。

妇科秘书

类中风痉痓及语涩
口噤不语筋挛㿗疯等症论

　　凡妇人冲脉，为血脉之海，若血脉充足，流畅无滞，则关节清利而无病矣。至于产后劳损脏腑，气血暴竭，百骸少血濡养，多有阴虚内热，热极生风，虽外症如风实，内脏阴血不足，气无所主，卒尔口噤牙紧，唇青，肉冷，汗出，或唇口㖞斜，手足筋脉挛搐，诸症类于中风者，或因血气耗损，腠理不密，汗出过多；神无所主，致角弓反张，此乃厥阴虚极，类痉痓者。在伤寒之家，虽有刚柔之分，而产后无非血燥、血枯之症，总宜养阴补血，血长而虚风自灭，任其痰火乘虚泛上，皆当以末治之，毋执偏门而用治风消痰之方，以重虚产妇也。治初产，当服生化汤，以生旺新血。如见危症三帖后即用人参益气以救之，如有痰有火，或少佐橘红、竹沥、姜汁，其黄芩、连、柏不可并用，胆星、苏子尤不宜加，慎之！慎之！如产已数日，腹无块痛，即用滋荣活络汤；如语涩、四肢不利，宜天麻汤。《密斋》治语言謇涩，加味生脉散；治汗多口噤、背反气微、类痉，用止汗生血饮；治无汗筋挛，用芎归枣仁汤。诸书所用，悉皆参附、十全、理阴、大补元煎之类，温养而峻补之，从来未有以风痰治者。昔立斋用十全大补治口噤，挖开口灌之，如不得下，令侧其面出之，仍灌热者，又冷不灌，数次即能下而苏矣。《医通》云：口噤则抉齿灌之，齿噤则落入鼻中即苏，此古人救急灌法，不可不知。至于治口噤，不能为语，峻补之中少兼通心气之药治之。故密斋、《尊生》俱用七珍散，以通心气也。冯氏治产后痉疭，用八珍加丹皮、钩藤，以生阴血；不应，用四君子、芎、归、丹皮、钩藤补脾土。盖血生于至阴，至阴者，脾土也，且气有生血之功耳。再此证如伤寒误汗亡液，误下亡阴，溃疡脓血大下之后，小儿吐泻之后，悉多患之。故在产后，亦惟去血过多，或大汗、大泻而然，其为元气亏极，血液枯败可知。若肢体恶寒，脉微细者，此为正状；或脉浮大，发热烦渴，此为假象，惟当固本为善。若至于无力抽搐，戴眼反折，汗出如珠，两手撮空者，不治。《尊生》治产，久拘挛，不宜补者，用舒筋汤治之。

滋荣活络汤　治产后口噤、项强、筋搐，类中风证。

人参二钱或三钱　川芎　茯神各一钱　当归三钱（酒浸）　黄芪一二钱（蜜炙）　麦冬一钱二分或一钱天麻八分或一钱　熟地二钱　陈皮　荆芥　防风　羌活炙草各四分　黄连三分（姜汁炒）

天麻汤　治产后中风恍惚，语涩，四肢不利。

人参　枣仁（炒）　茯神　远志肉（制）　山药柏子仁　麦冬各一钱　当归一二钱　石菖蒲　半夏曲南星曲各八分　川芎　羌活各七分　天麻　防风各五分细辛四分

加味生脉散 治产后去血太多，心血虚弱，不能上荣于舌，语言謇涩；

人参　麦冬　归身　生地　炙草　石菖蒲各一钱　五味子十三粒（捶碎）

獖猪心一个，劈开，水二盏，煎至一盏半，去心，入药，煎七分。此方治怔忡甚效。

止汗生血饮 治产后汗出多而口噤，背强而直，气息欲绝，类痉症，宜速治。

当归二钱（酒浸）　川芎　麻黄根各一钱　桂枝　羌活　防风　羚羊角　天麻各六分　附子（制）　炙草各四分

水煎服。

芎归枣仁汤 治产后无汗，筋脉拘挛，类痉症。

当归二钱（酒洗）　川芎　防风各一钱　枣仁五分（去壳，炒用）

一方有羌活七分。

七珍散 治产后败血停积，闭于心窍，神志不明。盖心气通于舌，心气闭，则舌强不语。

人参　石菖蒲各一钱（为散各一两）　川芎一钱（为散七钱五分）　生地一钱（为散，易炙甘草三钱）细辛二分，为散二钱半）　薄荷一分（为散无此味）防风五分　辰砂五分（研细水飞，为散三钱）

《尊生》合生化汤服。

舒筋汤 羌活　姜黄　炙草各二钱　海桐皮　当归　赤芍各一钱　白术一钱（土炒）　沉香少许

泄泻及完全谷不化并遗屎论

产后泄泻，不可与杂症同治。大率中气虚弱，传化失职所致，气虚、食积与湿也。气虚宜补，食积宜消，湿宜燥之。然恶露未除，又难到骤补、峻消、急燥。当先用莲子生化汤三剂，化旧生新，方中且有莲子、茯苓补脾利水，兼治其泻，候旧化新生，然后用健脾利水生化汤，或补气，或消食，或化积，或燥湿分利，因证加入对证之药，始无滞涩虚虚之失。至产后旬日外，方可与杂症同论。然犹宜量人虚实而治也。如痛下清水、肠鸣、米饮不化者，以寒泻温之；如色黄，肛门痛，以热泻清之；如饮食过多伤脾，气味如败卵，以食积消之；如饮食减少，食下腹鸣，腹急，尽下所食之物，方觉畅快，以脾虚食积补而消之。丹溪云：如产后虚泻，眼昏不识人，危证，用参苓术附汤救之。又有胎前久泻，产后不止，以致虚脱，须从权服参苓生化汤以扶虚，仍分块痛、不痛，加减而治。凡泻兼热，切勿用芩、连、栀、柏；兼痰，切勿用半夏、生姜。如泻渴，参麦饮以回津液；如产后脾泻不止，参苓莲子饮妙。夫完谷不化者，因产时劳倦伤脾，而转输稽迟也。夫水谷人胃，游溢精气，上归于脾，脾气散精，上归于肺，而调通水道，乃能致气滋脏以养人。今因产劳倦脾伤，以致冲和之气不能化，而物完出焉，病名泄。又饮食太过，脾胃受伤，亦致完谷不化，俗呼为水谷痢也。然产方三日内，血块未散，患此脾败胃弱之症，未可遽加芪、术。且服加味生化汤，内有益智、砂仁，少温其气，俟块消散，服参苓大补生化汤。如胃气虚，泻利黄色，用补中益气汤加木香治之；若久泻痢虚者，参香散；如久泻，元气下陷，大便不禁，肛门如脱，宜加味六君子汤；若见完谷不化，色白如糜，此脾胃大虚，元气虚脱之候，十有九死，惟猛进温补之剂，庶可挽回。即有烦躁发热、面赤、脉来数大，皆虚火上炎之故，当并进桂、附、人参、甘草、干姜、苓、术之类，伏龙肝煎汤，代水煎服，仍得收功。若小便混浊如泔，或大便中有白沫如肠垢者，乃元气下陷之故，并宜补中益气，加桂、苓、炮姜升举之。或泻臭水不止，加蕲艾、香附、吴茱萸。若兼瘀结不通，腹胀喘急，虽神丹亦无济也。如大便不知，为遗屎，补中益气汤加肉苁蓉、故纸。

莲子生化汤　治产后血块未消泄泻。

川芎　茯苓各二钱　当归四钱（一方一钱，黄土炒）　炮姜四分　桃仁十粒　炙草五分　莲子十枚（去心）

健脾利水生化汤　川芎　当归（黄土炒）各一钱白术二钱（土炒）　泽泻八分　炮姜四分　陈皮　炙草各五分　肉果一枚（煨）　人参三钱　茯苓一钱五分

泻水多而腹不痛者，有湿，加制苍术一钱以燥之。诸泻方中，须加莲子十枚。

参苓术附汤　丹溪治产后虚泻，眼昏不识人，危症，用此方救之。

人参七钱　白术三钱（土炒）　　茯苓　制附子各一钱

参苓生化汤　治胎前久泻，产后不止。

人参　当归各二钱　炮姜　炙草各五分　诃子皮川芎山药（炒）各一钱　肉果（麦煨）　茯苓一钱五分莲子七枚　糯米一大撮

参茯莲子饮　治产后脾泄不止，并治年久不止脾泄之症。忌劳力，恐火动复泻。

人参　白术（土炒）各二钱　白芍八分（炒）　　当归一钱半　白茯苓　山药各一钱　升麻　陈皮三分　炙草四分　莲子十二粒（去心）

姜二片，水三盅，煎服。取药内莲子送药。

加味生化汤　治产后脾虚，三日内血块未消，完谷不化，胎前素弱者，非胃苓能治，此方主之。

川芎　益智仁　砂仁各一钱　当归四钱（土炒）炮姜四分　炙草五分　茯苓一钱五分　桃仁十粒（去皮尖）

参苓大补生化汤　治产后血块痛止，可服此以补之，完谷自化矣。

人参　白术（土炒）各二钱　川芎　当归　益智仁白芍（炒）　　茯苓各一钱　炮姜四分　肉果一个（麦煨）　　炙草五分　莲子八粒（去心）

妇科秘书

173

痢滞论

凡杂症之痢，皆由暑湿之积邪，或挟食积所致。伤于气分则痢白，伤于血分则痢赤，气血俱伤赤白兼下。至产后患此，则有不同，治法亦异，盖多有中气虚而停积也。如产后七日内外，患赤白痢疾后重频并，最为难治。欲调气行血而推荡痢邪，犹虚产后之元气方虚；欲滋荣益气而大补产虚，又恐反助痢初之邪盛。其行不损元，补不助邪，惟生化汤去干姜，加以木香、茯苓（名香苓生化汤）为善，以其能消恶露，兼行痢滞也。如痢在七日之外，可酌加芍、连、莲、朴等药；如伤面食、谷食泻痢，先服生化汤加炒神曲，块痛止，服六君子加麦芽一撮，或神曲一钱；如伤肉食泻痢，先服生化汤加山楂、砂仁，块痛止，服六君子汤加山楂四、五枚，砂仁四分、炒神曲一钱；如半月外患赤痢后重，归芍连壳饮；如脾气虚弱泻痢，四肢浮肿，宜六君子汤加木香、肉果（面煨），合五皮散；如泻痢黄色，乃脾土正气虚耳，宜补中益气汤加木香四分、肉果一枚（煨）；如胃气虚弱泻痢，完谷不化，当温助胃气，及产后泻痢日久后重者，并宜服加味六君子汤。大凡产后赤痢，去血多，姜、砂、木香之类不可多用，热则血愈行。倘血痢日久不止者，血虚也，宜四物汤加荆芥、人参。凡诸症兼呕吐，皆宜加藿香五分，痰加制半夏八分。兼小便短

妇科秘书八种

涩，引加灯心三十寸，且灯心利水而不伤阴，况产后津液已亏，兼之泻痢伤阴，复伤津液，小便理宜短少，故止用灯心足矣，不可用利水伤阴之药也。如胎前下痢，产后不止，伏龙肝汤丸治之。又有白头翁加甘草阿胶汤，治产后痢不止。冯氏云：产后腹痛泻痢，若非外因所伤，乃属肾气亏损，阳虚不能生土，阴虚不能闭藏耳，必用四神、八味补肾。倘误投分利导水之剂，是益其虚。但泻痢之症，非脾即肾，如病在肾，所谓补脾不如补肾；如病在脾，自又补肾不如补脾也。

香苓生化汤　治产后七日内，患赤白痢。

川芎二钱　当归五钱　炙草五分　桃仁十粒　茯苓一钱　陈皮四分　木香一分

归芍连壳饮　治产后半月外，患赤痢后重。

川芎一钱半　当归三钱　白芍（酒炒）　茯苓各一钱　黄连六分（姜汁炒）　枳壳五分（麦炒）　甘草四分　木香三分

五皮散　治产后风湿伤脾，气血凝滞，以致面目虚浮，四肢肿胀，气喘。

陈皮　桑皮　姜皮　茯苓皮　大腹皮（黑豆水制净）各一钱

伏龙肝汤丸　治胎前下痢，产后不止，及元气大虚，瘀积小腹结痛，不胜攻击者。

山楂肉一两（炮黑）　黑糖二两（熬枯）

二味，一半为丸，一半为末，用伏龙肝二两煎汤代水，煎前末二钱，送前丸二钱，日三夜二服，一昼夜令

妇科秘书

尽。气虚，加人参二三钱驾驭之；虚热，加炮姜、肉桂、茯苓、炙甘草；兼感风寒，加葱白、香豉；膈气不舒，磨沉香数匙调服。

腹胀满闷论

产后有因败血流入于脾胃，腹胀呕吐者，已于呕吐门中论之矣，然妇人因产，脾胃多虚，饮食最易停滞而生胀闷，若产毕，随服生化汤消其旧瘀而生其新血，瘀块既消，便大补气血，使脾胃健运，自无中虚胀满之证。其产后大率因伤食，而误用消导，因气郁而误专顺气，或因多食冷物，而停滞恶露，或因血虚大便燥结，误下而愈胀。此盖止知伤食当消，气郁当顺，恶露当攻，便结当下，不知消耗愈多，胃气大损，满闷益增，气不升降，积郁之久，兼成臌胀。若再专用攻消，不死不体矣。岂知消导佐于补剂内，则脾强而所伤之食消气散；逐瘀佐以养血剂中，则恶露自行而大便濡润亦通。《秘书》立有治胀方，并养生化滞汤二方，治产后胀症，均未敢专于消导，前人之虑产深矣。《医通》云：胎前孕妇服安胎药过多，或正产、半产后，经一两月恶露未净，此非败血之比，宜导气行血，若用止截误矣。又云：饱闷恶露不行，多因血逆，宜行瘀为主，如有块上升，饱闷欲吐者，二陈汤加姜、桂、香附、炮楂、蓬术；块不散，积久愈坚，琥珀黑龙丹。予谓：审知饱闷，实因恶露不行所致。若初产，仍宜服生化汤，瘀去而饱闷自开，可无藉乎二陈、炮楂、蓬术，恐产虚者难当耳。

治胀方 治产后腹胀。

人参二钱 白术（土炒） 当归各三钱 茯苓一钱半 川芎七分 陈皮四分 甘草三分

养生化滞汤 治产后大便不通，误服大黄等药，致成膨胀。

人参 茯苓 川芎 白芍（炒） 各一钱 当归四钱 桃仁十粒 肉苁蓉一钱半（酒洗去泥甲） 大腹皮五分（黑豆水净） 陈皮四分 制香附 炙草各三分

浮 肿 论

产后手足俱浮，皮肤间光莹色润，乃脾虚不能制水，肾虚不能行水也，宜大补为主，补中利水汤治之。如因寒邪湿气，伤表无汗而肿，前汤加姜皮、半夏、苏叶，或五皮散亦可。又有由败血乘虚停积，而循经流入四肢，留淫日深，腐坏如水，故令面目四肢浮肿，乍寒乍热，医人不识，误作水气治之，多用导水。凡治水药，极能虚人，产后既虚，药又虚之，是谓重虚，多致夭枉。如产毕，随服生化汤，化瘀生新，自无此败血如水之症。今既失治，宜服小调经散，则血行肿消。《密斋》用调经汤，又加味五皮汤，使气血流行，风湿消散，肿自消矣。若水气系肺失降下之令，其人必发咳嗽，小便涩少，可立而辨也。如脚肿或肚肿，或成臌肿。宜济生肾气丸。冯氏云：产后浮肿，若寒水侮土，宜养脾肺；若气虚浮肿，宜盖脾胃；或水气浮肿，宜补中汤；若兼喘咳而脉沉细无力，此命门火衰，脾土虚寒也，八味丸主之。腹满者，气虚而非血也，补中汤送八味丸，一以升补清阳，一以敛纳浊气，升降既得，而胀满自消矣。

补中利水汤　治产后七日外，消肿利水。

人参　白术（土炒）各二钱　茯苓　白芍（炒）各一钱　木瓜八分　陈皮五分　紫苏　制苍术　木通　大腹皮（黑豆水净制）　厚朴（姜汁制）各四分

如壅满，用制半夏、陈皮、制香附监之。

小调经散　治产后浮肿，因败血者。

归身（酒洗）　赤芍　桂心各一钱　没药　琥珀各一分　麝香　细辛各五厘　炙草二分

为末，每服五分，姜汁酒调下。

调经汤　归身（酒洗）　赤芍　丹皮　桂心　赤茯苓　陈皮　炙草各一钱　细辛　炮姜各五分

加味五皮汤　治产后虚弱，腠理不密，调理失宜，外受风湿，面目四肢浮肿者。

桑白皮　陈皮　茯苓皮　大腹皮　生姜皮各一钱　汉防己　枳壳　猪苓各八分　炙草五分

淋 症 论

产后淋症，此亦血去阴虚生内热也。盖肾为至阴，主行水道，去血过多，正阴亏损，故生内热，小便成淋而涩痛。是以热客于胕，虚则频数，热则涩痛也。气血兼热，血入胞中，则血随小便面为血淋。但小便淋闭却与不通当分别而治。不通者，属气虚，淋屑内热涩痛，故《密斋》治淋，用知柏导赤散、调益元散治之。冯氏云：血虚热郁，仅用六味丸、逍遥散，补阴养血，滋其化源，佐以导血药可也。

知柏导赤散　生地　赤芍　木通　麦冬（去心）黄柏　知母（炒）　桂心　甘草各一钱　灯心四十九寸

大小便血论

产后尿血、小腹痛者，乃败血流入膀胱；小腹不痛，但溺时涩痛者，乃内热也。并用小蓟汤主之，《尊生》用加味肾气，去桂、附、加生地、发灰治之。至于大便便血，或因饮食起居失宜，或因六淫七情过极，致元气亏损，阴络受伤也。四君子加生地、升麻、归身、白芍、发灰治之。

小蓟汤　小蓟根　生地　赤芍　木通　蒲黄　淡竹

叶　甘草梢各一钱　滑石二钱　灯心引

咳　嗽　论

　　产后七日内，外感风寒咳嗽，鼻塞声重，恶寒者，只服生化汤自愈，内有芎、姜散其邪也，或于生化中加杏仁、桔梗。有痰加天花粉，又有加味生化汤，并皆治之，总不用麻黄动汗，即嗽而胁痛，亦不用柴胡伐肝，因其内虚耳。

钱氏秘传产科方书名试验录

保养生胎论

夫人也，受气于父，成形于母，先生骨肉，乃生气之本也，是元脏之所属也。水生肝，肝属木，木生心，心属火，火生胃，胃属土，土生大肠，大肠属金，金生膀胱，膀胱生三焦，三焦有八脉，八脉有十二经，十二经生一百八十四丝络，丝络生三百六十五骨节，骨节生二百八十四条细脉，前后生毛发肌肤，肌肤生血肉，上有毛发，下为皮为肉，肉下为筋，筋下为骨，骨肉为髓，荣行脉中，卫行脉外，五脏和平者无病，如克太过不及，皆主有病。然五脏盈亏，所属之症，自然明已。东方实，西方虚，泻南方，补北方。盖东方实者，木太过也；西方虚者，金不足也；泻南方者，火太过也；补北方者，水不足也。故是五行太过不及，主受病也。若木升而火降，金清而木平，五行得中，脉息和平，何由乎病哉？今余之医遵叔和之脉，述促景之书，治百病之源，苟得有效，即曰书名为《试验录》也。传之于后，鉴之用之，盖可忽哉。

妇人劳伤偏郁思食积论

妇人病虽不一，而起于劳伤、偏郁、忧思食积者多也。盖阴本柔弱，不能御烦，若持家之妇、嗜欲之女，勤太过而伤其筋骨，房室不谨，而敝其精神，是以血气津液渐亏于经络，日耗于脏腑，失其调治，则阴阳两虚，骨蒸体热，以成劳伤之症也。妇人赋性不齐，性偏执一，若媚尼之辈、婢妾之流，情欲动其中，而不能遂其心；形骸制其外，而不能仲其志；是以忧郁之气，蕴结于三焦，壅滞于胸臆，积而至久，则寒热交争，似疟非疟，以成偏郁之症也。阴虽静，不能无动，五性之发，七情见焉。况裙钗性柔欲炽，而无有断志，临事触物，而忧思易形，忧则伤肺，思则损脾，脾肺受伤，则血气凝滞、愤郁怔忡、胀闷枯闭之症生焉。食之不化，以成其积，积之所聚，皆由于食。食虽养人，亦能害人。惟妇女所处者中馈，所守者闺房。运化迟缓，饮食不节，生冷失宜，致伤脾胃，脾胃致伤，传送失度，是痞满、癥块、呕痢之症生焉。盖劳伤有内外之分，偏郁非六郁之比，忧思成无形之疾，食积成有形之病也。执治之法，须用审辨病因，察辨脉理，观色辨音，务求辨实。劳伤则补养之，忧思同解散之，郁则开，食则消。按症投剂，无有不效，此特陈辨大要也。若漏崩、溺淋、胎产、经水病症□□，又本之《大全》、继之《良方》、恭之《产宝》诸书。变之，通之，庶可为女科之司命矣。

男女尺脉盛弱

经曰：天地，万物之父母也。阴阳，血气之男女也。男子负阴而抱阳，女子负阳而抱阴。南方，火也，男子南面而生，则两寸在南，而得元阳，故寸脉洪大，而尺脉微弱；女子北面而生，则两寸在北，而得元阴，故寸脉微弱，而尺脉洪大也。男得女，为不足；女克男，为太过。《脉诀》云：女人反此，皆看之尺脉，第三同断病，正此谓也。

妇人受胎

盖妇人受孕，犹曳地之道，阴阳和而万物生焉。夫妇之道，阴阳和而男女生焉。妇人经水匀调，百病不生，然后孕育成矣。夫受胎以血为主，叔和云：血旺气衰应有体，血衰气旺定无娠。尺微关滑数流利并雀啄，皆是胎脉见，孕母不知觉。左手带纵，两男子；右手带横，一双女；左手脉逆生，三男；右手脉顺还，三女；左手太阳浮，大男，右手太阴沉，细女。诸阳为男，诸阴为女。仲景云：脉有相承，纵横逆顺。何也？曰：水

钱氏秘传产科方书名试验录

行乘火，金行乘木，曰纵；火行乘水，木行乘金，曰逆；金行乘水，木行乘火，曰顺。或曰：脉有残贼，何也？弦、紧、浮、滑、沉、涩，此六脉者，贼也。然诸贼作病，是为残也。且孕脉夫乘妻亏纵气露，妻乘夫亏横气助，子乘母亏逆气恭，母乘子亏乘气护。夫阴阳二气，若阴血先至，阳精后冲，纵气来乘，如雾露之降升，血裹精，此为夫乘妻亏纵气雾，则男形成矣；若阳精先至，阴血后恭，两傍横气来助佐，而升精裹血，此谓妻乘夫亏横气助，则女胎成矣。凡胎气骤聚，必带纵横逆顺，方成胎也。

妇人经水不调

男子以阳精为盛，女子以月水为调。阳精月水，各得其时，合乎阴阳之数矣，女子十四则月水行，男子十六则阳精具。妇人经水过期者，血少也，宜以芎、归、参、术。有痰，宜南星、半夏之类。经水不及期而来，血热也，宜四物、黄连。过期作痛，紫黑色有块，亦血热也，宜四物、黄连、香附。过期色淡者，痰多也，宜二陈、川芎。有血虚过期，宜四物加黄芪、陈皮、升麻。有气血俱热，未期先至，宜柴胡、黄芪、归、芍、生地、香附。有经不调而血水淡白者，用参、芪、芎、归、香附、白芍；腹痛加胶珠、艾叶、玄胡。过期作痛，虚中有热；将来作痛，血实也。宜桃仁、黄连、香附、玄胡、红花。临行腹痛，有郁滞瘀血，宜四物、红花、桃仁、莪术、玄胡、香附、木香，发热加柴胡、黄芩。有痰多占住血海而下多者，目必渐昏。肥人加南星、苍术、川芎、香附，作丸服之。躯脂涩经闭者，导痰汤与黄连、川芎，不可服熟地，恐腻膈，故如用加姜汁炒之。临期腹痛甚者，血实热也。如有血实热，行经作痛者，得孕迟也。

血虚白带

丹溪云：白带是胸中痰积渗入膀胱。无人知此，宜升。甚者，上必用吐以提元气，下用苍术、白术、二陈。如赤白相兼者，皆属血出于大小肠之分。肥人为痰，宜南星、半夏、海石、苍术、香椿皮、青黛；瘦人白带因多热，宜黄柏、滑石、海石、橙皮、川芎、蛤粉、青黛，作丸服之。赤白带下，皆因七情内伤，下元虚弱，感非一端。叔和云：崩中日久为白带，漏下多时滑水枯，崩中血少无元阳，故白滑之物下流不止，血海枯干，不能滋养筋骨。治法用审寒热虚劳，不可类治。妇人之心，以血□□有血则心宁，血少则心火旺，火旺则心乱、撞摇、提拮、战惚、闷乱。惟妇人多有此症，治法用清心降火，四物加天门、麦门、贝母、黄芩。夫天门镇心之要药，切不可缺。

治赤白带：龟板　干姜　黄柏　白芷

如气虚白带：人参　白术　黄芪　当归　川芎　苍术　黄柏　干姜（煨）　白芷

如肥人：南星　半夏　苍术　海石　白术　黄柏　川芎　椿皮　青黛

如瘦人多热：人参　川当归　芍药　黄柏　茯苓　黄连　黄芪　陈皮　甘草　前胡　椿皮　青黛

崩　漏

妇人崩漏，皆因脏腑或冲任二脉损伤，血气虚弱。且二脉乃经脉之血海，血气之行，外循经络，内荣脏腑，气血均调，经下依时，脏腑过劳，俱伤冲任之气，故虚不能约制，其经血忽然而下，谓之崩中。治宜大补气血，滋养脾胃，镇坠心火，助火补阴，经自止矣。又紫血成块，如产血之状，过多不止，乃谓血热妄行。此时药不能及，急则治标，宜白芷汤，或茅根汤送下，或百草霜、棕榈炭、二蚕绵炭，加干姜炭最妙，不宜多服，因姜热故也。夫血热则行，冷则凝，逢黑则止。然后用四物、芩、连、栀子之药。其血去来二三日外，恐气血虚也。宜四物、参、芪、芩、术、香附有效。五灵脂半生半炒，为末，好酒调服，灵脂能行气止血故也。

崩中用荆芥凉血，干姜为血分之药，乌梅能入血分。醋煮香附，妇人要药，气分不可多，血分不可少。然病有阴阳，药亦阴阳之分。有血枯经闭不通，手足烦热，头痛体弱，微热时来，宜四物汤、桃仁、红花、牛膝、乌药、生地、香附主之。刘寄奴、桂心，久服自通。

血崩：棕榈炭　干姜（少用）　　二蚕绵炭　乌梅

荆芥汤送下。如血热，加黄柏、黄连、黄芪、淮生荆芥、白芷、香附、天门冬煎服。

又方：用鲜天门冬煮糯米粥，早晚食之效。

安　胎

夫妇人胎症，多因喜怒劳伤，触其胎孕，至于心腹攻痛，或风寒所伤。因发喘咳嗽，治宜顺气为先，药宜香附、缩砂，乌梅、黄芩、白芷为佐。喘促，祛痰散寒为要，药宜甘草、桔梗、陈皮、沉香、乌梅为主。

今人但知黄芩为圣，不用黄连、芍药，虑其清凉有害，止用温药安胎。殊不知产前服清凉之药，能令血循经而不妄行，血和则胎自安矣。且生地、栀、连能除上下中之火。香附、砂仁快膈畅郁理气；茯苓、白术健脾生血，百试无差。凡百胎病，多忌动气之药。丹溪云：益母草，善治产前产后。

孕妇血块如盘，难服峻利之药，香附、桃仁、川当归、海石、白术。

治孕妇漏胎：黄芩　白术　天门冬　淮生地　艾叶荆芥　甘草.

煎服愈。

安胎：香附　桃仁　白术　川当归　海石

治孕妇下血不止：□□子数枚，好酒热服。

治妊妇气血不安：人参　川当归　杜仲　山药　香附（少许）　砂仁

煎服。

治劳伤动胎：人参　川芎　黄芩　白术　陈皮　甘草　艾叶　香附　砂仁

煎服立验。

妇人胎气不和，转攻心胀作痛，名子悬：川芎　川当归　白芍　陈皮　大腹皮　苏叶　人参　甘草

妇人阴胎半途而坠者，皆因母血衰，肾弱不能养胎。治宜四物汤，因症加减。或有胎气热甚不安而坠者，宜栀、芩、白术、砂仁清热顺气。又有损伤娠动不安欲坠者，用四物加参、术温补。又有孕妇怀妊，或一月而崩，或三五月坠，须于月前预治，如临时服药无效。

治热甚不安：川芎　川当归　黄芩　芍药　陈皮　甘草　麦冬　五味　贝母　茯苓　白术

虚者，加人参、黄芪。

治腰腹疼痛下血；川当归　川芎　熟地　生地　黄芩　白术　茯苓　艾叶　麦冬　五味　山药　杜仲

别产危脉：弦紧牢强滑者安，沉细兼微归黄泉。

看面部位：女人赤黑主有产，□唇齿不合主有妨害。女人面上黄，怀孕得安康。人中发黑紫，孕妇必生

女。孕妇左边青，主男；右边红，主女。左边青色来侵口入耳，须知七月亡；青色右边来侵口，须知孕者是男，即可立验。

有妇人嫌子多蕃，欲下胎妊者，须用热药活血，麝香开窍。方开于后。

下胎方：虻虫三个　蝉蜕七个　红花八钱　苏木三钱　芍药　川当归　枳壳　斑蝥　青皮　桃仁　甘草　三棱　蓬术　鬼箭大王

好酒煎服。有方用水银下胎，然性寒后恐成腹痛等症，不可轻用。

单方：用溪螺蛳，每一月一个，捣碎盒中下。

又方：万年青根，捣汁，冲酒服下。

又：黄荆树根略捣，绵裹，入阴户内，下。

又方：桃恼、鼓槌草、麝香三味，为末，绵裹，入阴户内，一夜下。

催生方：用百草霜、白芷，不见火，为末，临产时以童便并米醋汤入药二钱，热服不效，再服一二次，兼崩漏。

单方：有触坠难产，因惊伤血脉，腹痛不露，子道干涩。法宜用夫衣复井上即生。

验胎死活：如胎死，验母舌即知。舌青色者，必系死胎，如不促下，必伤母命。须服芎归汤加附子暖胎。如口吐沫不治。

治死胎不下：用官桂二钱、麝香五分研末，酒送即下。然麝香大能开窍，妇人服之，日后难以受孕，此不得已而用，勿视泛泛也。

停胞不下：凡胎衣不下，因用力过多，疲倦血衰，不能捉下，必须先断脐带，用草鞋滞①之；中寒可扶妇至床，倚人而坐，被盖火笼②，被中腹时换热衣暖之，不可冒风。下后防虚，服药不可用参。

产后大热：丹溪云：干姜能除产热。何也？夫产后之热，乃因虚生内耳。姜之性，理肺气，和中，引阴分之药，故补阴药内用之无穷妙，难言述。然不可过用，用不至三，其姜虽煨，余热尚存，多服伤肺。肺热热毒必变火症，主妇人延久难愈。

产后血晕，目昏暗闷，不省人事，皆因败血流入肝经，兼热气乘虚，凑逆冲心。医宜祛热清理为主。

妇人无子，多有躯肥体胖，脂膏满溢，致子宫闭塞，不能受孕。宜二陈、南星、苍术、滑石、羌活、防风祛其寒痰。又有性急之人，动伤冲任二脉，致经乱气积，不能孕育。宜四物、香附、黄芩、柴胡凉血降火，补其阴分。

妇人下焦冷惫，血崩带下，经差孕绝，宜硫黄、禹粮、亦石脂、附子、螵蛸温暖下元。

妇人欲断妊孕，用白面一升，好酒五升，煎至二升，去渣，分三四服。经前晚、次日早及五更时各一服，不妊。室女月水凝滞，腹胁胀满，血气攻上，眩晕

---

① 用草鞋滞之：此法不可取，以免感染。
② 火笼：南方山区农村冬天的一种取暖器具。

不省，必用丹皮散之。

又方：刘寄奴、牡丹皮、熟地、玄胡索、乌药、赤芍、蓬术、三棱、当归、官桂。

又方：加菊花、蒲黄。

室女经下不止，用十灰散治之。黄绢灰、艾叶灰、豆发灰、旧绵灰、棕榈灰、马尾灰、藕节灰、莲蓬①灰、蒲黄灰、赤松皮灰、乌梅汤下。

又方：槐花一两　棕榈灰　盐汤下，名圣惠方。

妇人赤白带下不止，香附、白芷、赤芍、海螵蛸、胎发治之。

室女经水不时，雄鼠屎一两，火锻，温酒调服一钱，立效。

又方：莲房壳烧灰，荆芥穗研末，每服三钱，米汤下。妇人产后，气血俱虚，虽有杂症，不可表发，又不可用芍药，恐其酸寒伐生气故也。

妇人产后血晕，多因虚火载血上行，败血入肝经，故晕绝不醒。急用韭叶，细切，盛于有嘴瓶内，用滚醋灌内，封瓶大口，将瓶嘴放产妇鼻中，立醒。

又方；用白炭火，先人瓶内，或干漆，或漆器投入水内，用好醋亦入瓶内，前方用之，醒后用药。

妇人产后，血下不止，亦作崩论。如汗多，服参、芪、芎、归以补其气。

妇人恶露未尽，小腹作痛，服香附、灵脂、干姜、

---

① 莲蓬：即莲房。

玄胡之类，如有食，加青皮、神曲、麦芽。

妇人产脉宜沉细，忌浮大弦长。

妇人产后，三焦湿热，泄泻腹痛，宜炒红曲五钱，以饭为丸，加五灵脂一两，后用补脾胃血药送之。

妇产一二日，发热头痛，用芎、归、干姜、茯苓、陈皮、贝母。

妇产一二日，腹痛，芎、归、干姜、灵脂、香附、茯苓、玄胡、桃仁、红花。

妇人产后，劳伤发热，人参、黄芪、当归、川芎、芍药、白芷、前胡、陈皮。

妇人淋痛难忍，用□□□即鸡草捣汁，酒服。

又方：滑石、甘草、通草、灯芯、细辛、麦冬、归、参煎服。

妇人怀娠二三月五六月，多有狐疑自不分明者，皆因七情伤胃，胃生湿痰，痰渗膀胱，占住血海，气不流行，胎不能运动故也。又有行经瘀血流入膀胱，往来烦热，饮食不进，本妇不明者亦有之。又有荣卫不调，血枯经闭，乃生痰火饱症。其腹隐隐而痛，微微若形似怀胎，然不知火蕴丹田，阳传于阴，下焦虚怠，不能生血。所以动痛者，火也。又有怀娠三四月后得劳伤等症，损其气血，不能护养长胎，胎不能运动有之。唯良医切脉详审，探胎有无，然后用药。用川芎二两、当归二两，酒煎服，觉微动，再服一二剂。

妇人便闭，多因郁生痰热，热蕴脏腑故也。夫心脏、小肠、膀胱相通，苟阴阳不调，心肾不济，传送失度，致水道热盛闭塞。治宜清心气，药用车前、木通、芍药、滑石、茯苓、麦冬。又方：八正散最妙。

今有一症，名曰转胞。妇人睡觉不能方便，乃因行房，喜中伤劳。转翻尿胞不得出，至小腹满，气奔两胁。其症药不能效，急用收生婆捉其胎正，然后如旧。考丹溪《纂要》有方，用白头蚯蚓，捣糊，酒服。又方：升麻、滑石、木通、麦冬、黄芪、芍药，煎服。又方：用在水中截断沥竹管中，水煎服之即通，然总不如收生婆促正为妙。

妇人病后，血枯经闭，用瞿麦、茴香、麦芽为末，好酒空心服，七日效。

妇人赤白淋，赤者属血，白者属气，二者俱下，皆因湿热渗膀胱。方用艾叶、好酒煮鸡子，去艾，食鸡子。又方：井口背阴草，捣服。方药病原见前。

妇人小肚如膳胀之状，用锈钉磨米汤，空心下。

古方：脐中堆盐（炒）少许，上灸百壮，自消。

妇人淋沥，皆因郁蕴脏腑，湿热渗流膀胱，故变白，瘀痛难当。脉云：小肠为受盛之官，膀胱、肾合为津。古方：淋闭为癃，不纳为遗，滴沥涩痛为淋，小腹胀满不痛为闭。故主膀胱为腑，泄与小肠相通。若心肾既济，上下相交，水道开合，必无此症。淋有多端，热淋、血淋、气淋、虚淋，淋不类治。色鲜者，心与小肠热也；色瘀者，肾与膀胱虚败也。殊有滴点不可忍，非虚热故也，热用清凉。寒虚湿补气，用木香、门冬、木通、茯苓、延胡索之类。

钱氏秘传产科方书名试验录

妇人小便不禁，肾为水，主胞，乃溺门，热则不通，冷则多溺。如妊妇多溺，肾经虚寒故也；或当产时努力伤胞，寒邪入里故也。治用破故纸、杜仲、附子、干姜、沉香温暖之剂。又方：白蔷薇、白芍药，温酒送下。

妇人血败验方　旧毛褐布、旧棕榈衣、白鸡冠花三味，等分，铜杓内炒燥，烧灰存性，好酒送下，数服愈。

妇人胎生不下，用柘树枝，锉末，煎酒服，即下。

妇人血崩不止，槐花一两、棕衣灰五钱，二味为末，水二盅，盐少许，煎七分服。又方：蟹壳、陈棕、旧褐、莲房各烧灰存性，不如此，兼加槐花（炒黑）、香附，共末，更妙。用白芷荆穗汤下。

调经方　四物汤加艾叶、阿胶（炒）、黄芩、姜三片，等分，水煎，空心服。如因劳而气弱者，加人参、黄芪、升麻；寒加炒黑干姜；热倍加黄芩；如紫色成块，重加黄连。崩过甚者，用五灵脂半生半炒，为末，一服生，分寒热用药。

又方：四物汤加荆芥穗，止血甚妙。又：香附（炒黑）为末，每服三钱，饭汤送下。又：香附（炒黑）二钱，归身一钱，地榆、川芎、黄芪、白术各一钱，熟地二钱，参、蒲黄各五分，升麻三钱，水二盅，煎八分，甚者加棕灰服。又：用白芷煎汤，调百草霜细末，甚者加棕灰。

黄芪补胃汤　治一日大便三四次，溏泄，肠鸣，小便黄。

黄芪　柴胡　归身　益智　橘皮各三钱　升麻　炙甘草三钱　红花少许

食前服。

朱砂安神丸　黄连（酒炒）一钱五分　朱砂（水飞）一钱　生地黄　归身（酒洗）　甘草（炙）各五分

为末，浸，蒸饼为黍米大，每服十五丸，后服。

润肠丸　治大便燥结不通。

生地黄一钱　生甘草　大黄（煨）　发梢　升麻桃仁　麻仁各二钱　红花三钱

食后温服。

又方：治脾胃中伏火，大便秘结干燥，闭塞不通，不思饮食，风结血秘。

桃仁（去皮尖）　麻仁一两　归尾　大黄（煨）羌活五钱

上除桃仁、麻仁另研如泥，捣为细末，蜜炼梧子大，每服三五十丸，空心白汤下。

苍术汤　治湿热腰腿疼痛。

防风　黄柏　柴胡　苍术

水煎，空心服。

御寒汤　治寒气。风邪伤于皮毛，鼻寒咳嗽上喘之症。

黄连　黄柏　羌活各三钱　甘草　佛耳草　款冬花白芷　防风各三钱　升麻　人参　陈皮各五分　苍术七

分　黄芪一钱

煎，食后服。

绝胎方　取银铺上灰尘三钱　绿豆三钱，鸡子十个，以尘、豆二物同水。用砂罐火内煎熟鸡子后，经一二日，食鸡子半个，或下午，或次日又食半个，永绝。若全吃，恐行经要腹痛（验过）。

治妇奶岩久不愈：用□□皮、油核桃（烧存性），入枯矾、轻粉少许，香油调敷。又：用荷叶烧灰存性，无灰，酒下。

治血崩：用香附炒黑研末三钱，酒调下，三服立止。

治产后败血上冲，发为血晕，顷刻将死。用陈皮煎汤加醋服之。

产后十八论

清·不著撰人

序

　　余素不知医，且不信医。每见世之庸医，偏执浅见，任意妄治，悖理误人者，指不胜屈。故自谓：嗜欲饮食销为慎节，便可寡病。持此意几三十年。岁丁酉，子媳孕，余望孙甚切，而媳素弱多疾，临产愈甚，举家惶惶，莫知所为。延医十数，聚论纷然，无济于事，真呼吸死生也。适妹丈施君以《产后十八论》见与云：得之世医，为效甚奇。余心疑之。既而无计可施，乃按症投药，一服而子母保安，其应如响。余犹谓适然。尔后，值家人妇三四辈，皆产后危症按论而治，不爽毫厘。真若以手之去物，而余始稍信焉。尚不敢播之于人，族党亲友间，以此方治之者，无不神验。历年以来，百投百效，交口相传，溢于四方，然后知治之目有真焉。药当通神诚言矣！于是有公世之志，而愿不知医者，勿吾向日之所疑疑之焉。

　　　　　雍正己酉三月朔濛溪觉河图道先氏漫书

产后十八论神奇验方

红花二两　官桂一两五钱（如妇人年三十以外加五钱）　熟地一两　当归一两　黑豆一两　莪术一两（面煨）　赤芍一两　蒲黄二两（炒）　干姜一两（三十岁外加五钱）

上药九味，如法炮制，共为细末，盛磁瓶内，临用时每服三钱。凡患产后诸症，细查《十八论》中，必其所患与所论相符，乃照所论引子，用水二盅，煎七分，将前药三钱冲入，搅匀，空心温服即效。其服数不拘多少，总以病好为度，大约重者不过四五服，轻者二三服而已。

第一论

孕妇有患热病六七日，小腹疼痛欲死，指甲青色而口中出沫者，皆因脏腑热极，以致子死腹中，不能顺下耳。若服此药即产，用滑石、榆皮各一钱，水二盅，煎汤七分，加陈酒三分，和药三钱，热服之。

第二论

凡难产者，因子在母腹十个月，或有余血凝结为块，名曰儿枕。生时儿枕先破，败血流入衣胞中，所以难产。急服此药逼去败血，自然易生。用炒黄燕子粪、滑石、榆皮各一钱，煎汤，照前入酒和药服。

第三论

胎衣不下，败血流入衣中所致，照前引服。

第四论

产后三五日起坐不得，眼见黑花，及昏迷不识人者，因败血流注五脏，奔注于肝。若误认为暗风治之，必死，惟此药能救。用陈酒一盅，将生铁烧红，浸俟冷取出，再烧红浸之，如是三次。用榆根皮炭、元胡索各一钱，共此酒煎汤七分，入童便三分，和服药。

第五论

产后口干心闷，多烦渴者，乃血气未定，便吃腥酸热物，以致余血结聚于心，故有此症。用当归一钱，煎汤，亦入童便三分，和药服。

第六论

产后寒热往来，头疼腰背痛者，皆产时偶受风邪，入于肠内，败血不尽，上连心肺，下至肝肾，故有此症，照前引服。

第七论

产后发热，或遍身寒冷，皆因散血攻注于四肢，停滞日久，不能还原，仍结脓血，甚至四肢俱肿。若作水肿必误。盖水肿则喘，小便涩滞；气肿则四肢寒热，须细心辨明。先服此药，逐去散血，次服通宝立效。用官桂、红花各一钱；煎汤，入陈酒三分，和药服。

第八论

产后言语颠狂，眼见鬼神，乃散血攻心所致。急服此药，用当归一钱、酒半盅，煎服，入童便三分，和药服。

第九论

产后失音不语，是七孔九窍多被败血冲闭所致。用元胡索、粽皮各一钱，煎汤，入陈酒三分，和药服。

第十论

产后腹痛兼泻痢，或腹胀虚满者，皆因月中误吃生冷热物；而余血结聚，日久渐甚，腹胀疼痛，米谷不消，或脓血不止，水气入肠冷痛，或败血入小肠变赤白带。须先服此药，逐去败血，然后调治泻痢。用葛根一钱，煎汤，入童便、陈酒，和药服。

第十一论

产后百节疼痛，乃败血入于关节之中聚结，虚胀不能还原故耳。用陈酒半盅，牛膝一钱，煎汤，入童便三分，和药服。

第十二论

产后血崩如鸡肝色，昏闷发热者，因败血未定，误吃腥酸等物所致。用樟柳根、杏胶各一钱，煎汤，入陈酒三分，和药服。

第十三论

产后昏迷惊恐，气逆咳嗽，四肢寒热，口干心闷，或背膊酸肿，腹中时痛，皆因血未还原，早吃热物、面食，致有此症，日久甚至月经不通，黄赤带下，而小便或滑或胀。急服此药，用引同前。

第十四论

产后胸膈气满，呕逆，因败血未净，故心如有恶物，兼之肺气不清，不可用伤食治。宜服此药，用引同前。

第十五论

产后小便赤色，大便涩滞，或产户胀肿，乃败血流入小肠，闭却水道所致。切勿认作淋涩，当服此散，用引同前。

第十六论

产后舌干鼻衄，绕项生点，因败血流入五脏，可用当归一钱，陈酒半盅，煎汤，入童便三分，和药服。

第十七论

产后腰痛眼涩，或浑身拘挛，牙关紧闭，或两脚弓状如中风者，因百日内过行房事所致。用虾蟆、麻子各一钱，煎汤，入陈酒三分，和药服。

第十八论

产后脏腑不安，言语不得，咽喉作蝉声，乃月中吃热物或停宿食，而败血攻注，喘息间有，上下往来，与牙关相紧，故有此症。用乳香一钱，煎汤，入陈酒三分，和药服。

家传女科经验摘奇

妇人乃众阴所集，常与湿居，贵乎血盛气衰者也。血盛气弱是谓之顺，顺则百病不生；血衰气盛是谓之逆，逆则灾病生焉。且妇嗜欲多于男子，而生病倍于丈夫。及其病也，比之男子，十倍难疗，尤不可不考。若是四时节气，喜怒忧思，饮食房劳为患者，悉与男子同也。凡妇人之疾，多因月经不调，变生诸症，经候如期为安。或有衍期，审虚实、寒热而调之。先期而行者，血热故也；过期而行者，血寒故也。热则清之，寒则温之，然不可不察其有无外邪之症。或有寒热而后投药，且经行之际与产后一般，调理失宜，其病不浅。若被惊则血气错乱，经水渐然不行，逆于上者则从口鼻中出，逆于身者则为血分成劳瘵之病。若因劳力太过，则生虚热，变为疼痛之根。又况妇人疾病，多因欲恋爱憎、嫉妒忧恚，抑郁不能自释，为病深固，所以治疗十倍于男子也。若病而重者，恚怒则气逆，气逆则血逆，血逆则腰、腿、心腹、背、胁之间，遇经行而病，过期又安。若怒极则伤肝，又有眼花、头晕、呕吐之症，加之经脉渗漏于其间，遂成窍穴，或成淋漓不止。凡此之病，中风则病风，感冷则病冷，久而不治，崩漏带下、七癥八瘕可立而等，即成痼疾。若能治病于未然，当调经为先。由是妇人别立方法，俾能自调摄之，所谓尽善尽美也。

求　子

论曰：夫天地者，万物之父母也；阴阳者，血气之男女也。夫有夫妇则有父子，婚烟之后则有生育。育者，人伦之本也。且男女之合，二情交畅，阴血先至，阳精后冲，血开裹精，阴外阳内，阴裹阳精而男形成矣；阳精先至，阴血后参，精开裹血，阳外阴内，阳精裹血而女形成矣。若夫受形之易者，男女必当其年。男子八岁，齿更发长，二八而精血溢；女子七岁，齿更发长，二七而天癸至。乃是阳中之阴也，阴中之阳也。男子三十而娶，女子二十而嫁，欲其气血充实，然后交合，故交而孕，孕而寿。倘若婚嫁不时，其气早泄，未完而伤，是以交而不孕，孕而不育，育而不寿者多矣。以此观之，男女贵乎溢壮，则易于受形也。且父少母老，生女必嬴；母少父衰，生男必嬴，诚哉此理。或男子其精不浓，妇人血衰气旺，得于男女气血偏胜，皆使人无子。思治疗之法，女子当养血抑气以减喜怒，男子当益肾生精以省嗜欲，依方调理，阴阳和平，则妇人乐而有子矣。

予尝试验，治妇人以经信为主，经信不调，是荣卫不实也。血为荣，气为卫。气盛则血行，气衰则血涩，荣卫和通，气血周流，百病不生。脏腑寒则血凝，热则血搏，经则血顺故妇人先察其心性。心性和平，故易治也；若性拗捩，为难治也。务要调其心气，心气不调，则月经渐滞，或多或少，或前或后，孕育难成，百病生焉。谨按本草，细详药性，君臣佐使三方，故名曰百病济阴丹、济阴补宫丹、益阴大补丹。方内滋养血气，调和阴阳，密腠理，实脏腑，治风阴痼冷，不可以药分两贵贱而不增减，务要依方制度米丸。先服米汤药四帖，不问虚实；再服丸药，论虚实服。

抑气散　治妇人气盛于血，所以无子。寻常头晕、膈满、体痛、怔忡皆可服之。香附乃妇人之仙药也，不可谓其耗气而勿服。

香附四两（四制：酒制一次，童便制一次，盐制一次，醋制一次，晒干）　茯神一两　橘红一两　甘草（炙）一两

上共为末，听用。

四物汤　治妇人经候不调，不孕并服。

川当归三钱　川芎二钱　白芍一钱五分　熟地一钱泽兰叶二钱　牛膝一钱　钟乳粉三分（火煅、醋碎三五次，用水飞过用）

上水煎服，撮四帖，先服二帖，其药煎熟，入乳粉三分，前抑气散二钱，入汤药同服，再服丸药。经至日又然，如前二帖，煎服，谨记。

济阴补宫丸　虚实。

川当归三两（酒浸）　川芎三两　熟地三两（焙

205

干）　　乌药四两（生用）　　黄芪一两（生用）　　阿胶
一两（炒珠）　　肉桂一两（炒）　　粉草一两五钱　黄芩
一两半　秦艽一两（炒，去子）　　茴香三两（炒，用小
茴）　　生姜一两（煨）　　三棱一两（醋制浸，煨）
黑豆三升（童便浸泡，浸一日一夜，晒干）　　陈皮一两
蒲黄一两半（筛过）　　莪术（醋浸，煨）　　刘寄奴　丹
皮　没药（制，另研）　　石斛（去根）白术　贝母各
一两　防风一两半　石脂（火煅酥碎过）五钱　木香五
钱（另研）　　香附四两（去毛，一半生，一半熟）

上锉片，同豆拌匀，用醋入水，蒸一日，晒干为
末，炼蜜为丸，服药（法开写于后）。

百病济阴丹　实。

净川当归一斤（酒洗）　　红花二两　香附一两（去
毛，捶碎）　　白芍四两（酒浸，炒）　　荆芥一两（另
研）　　姜黄四两（半生半熟）　　川芎四两（酒浸，晒
干）　　三棱一斤（水洗，浸透，纸包煨为度）　　木香二
两（切片，晒干，另研）　　白芷六两　蕲艾一斤　干姜
四两（一半生，一半醋浸煨）　　苏木四两（捶碎，煎汤
去渣）　　黑豆二升

其豆用苏木汤浸一日一夜，取出，将湿豆拌香附，
铺砂锅底，余药尽拌匀。仍多苏木汤，以艾湿之，与药
和匀。惟木香、荆芥二味不入锅内。前药尽铺上，用好
醋一壶，入锅内浸药，高一掌为度，慢火煮一日，微
润，取出晒干为末，加前木香、荆芥末入内，和匀，用
馒头去皮，冷水浸透半日，以新宁布搅过，入铜铫内打

糊，加醋，硬糊，丸如梧桐子大，每服五十丸，空心姜汤送下，或白汤，或益母汤任下。

滋阴大补丹 虚弱。

人参 白术（炒） 茯苓 甘草 川当归（酒浸）川芎（酒浸） 白芍（酒浸，炒） 熟地（酒洗，蒸）没药（制） 藁本（酒浸，去芦） 丹皮（水洗）石脂（醋碎七次） 玄胡（捶碎，炒） 白芷（生用）白薇 已上各一两（除石脂、没药另研，其余用醋酒浸三日，焙干为末，足十五两） 香附（去毛，水、酒、醋浸三日，炒干为末，足十五两）

上药末十五两，香附末十五两，入石脂、没药共匀，炼为丸如梧桐子大，磁罐盛贮，服法同前。

调经服药戒忌于后：

一服丸药，每早晨空心白汤或酒送下五十丸，经至加二十丸，中时进汤药一服。如至二日，待净方可行事。至次日不复经来，受胎有准；如若复来，多是难准。依前服。待月事匀，受胎为度。

一戒暴怒性拗，思想过度，存欲心偏，当风取凉，冷水沐浴洗手。

一忌食物、豆粉、鸭子、煎炒、油腻、辛辣，面粘硬等，莫食水果生冷、死肉、血块之类。

通经丸 川椒（炒，去子） 莪术 干漆 牛膝（焙干为末） 川当归 青皮 干姜（制） 大黄 桃仁 红花 川乌（制） 桂心各等分

上为末，将一半用醋熬成膏，和药一半成剂，臼中

家传女科经验摘奇

捣之，丸如梧桐子大，阴干，每服五十丸，醋汤或酒任下。一服后，再服大黄膏催之。

通经斑红丸　治癥瘕及血块、痞痰等症。

斑蝥十个（炒，去头足）　红娘子三十个（去头足）　干漆一钱半（炒去烟）　大黄　琥珀各一钱

共为细末，作三服，用后煎药送下。

煎药方　三棱　莪术　红花　香附　归尾　赤芍　青皮　丹皮　生地　川芎各等分

酒、水各半煎，食后服。

补母益子论

凡屡产生子无气及育而不寿者，皆父母元气不足故也。夫人爱精重施，则髓满骨坚，又得血气壮盛之妇为配，则种子精神而有寿也。若壮阳弱妇，成孕则母无余血荫胎，必藉补药以培胎元，斯生子而有寿矣。若弱人衰翁，必须异床寡欲，药味助神，等候经期，固真乃施，斯乾元资始之本，实坤元资生之源也。《经》云：因而和之，是谓圣度。若不远帷帐，则相火易动，虽不交会，亦暗流损泄多矣。《经》云：阴平阳秘，精神乃治；阴阳离决，精气乃绝。后立二方，实补先天之不足，孕成后必宜多服，以全胎元可也。

补母益子方　治屡产生子无气，或育而不寿。又补气血虚弱人，孕成不安，或得孕数堕。用此方每服十五

帖，弱甚者日服一帖，大益胎而分娩易，又生子精神而有寿也。

人参一钱（弱者二三钱）　川当归二钱　白术二钱（生用）　川芎八分　淮熟地二钱　陈皮　紫苏　炙甘草各四分　炙黄芩一钱

虚肥人：陈皮（去白），加黄连五分、枣三枚、姜一片煎服；脾胃弱常泄泻，加莲子十个、带皮砂仁二钱，减地黄；多怒而泄，再加木香二分（磨）；口常燥满，加麦冬二钱；怔忡惊悸，加枣仁、益智各一钱，圆眼十个。

加减大造丸　兼服助胎尤妙，男子亦可服。

紫河车一个　人参一两五钱　归身二两半　麦门冬一两　五味子五钱　淮熟地二两　菟丝子四两　枸杞一两　益智仁一两　白茯苓二两

脾胃弱常泻，减地黄，加白术一两、山药一两，天门冬一两，黄柏五钱；久泻者不用柏。

上各药为末，将地黄、麦冬蒸捣如泥，次下诸药末，又捣千余下，炼蜜丸如梧桐子大，空心清汤送下百丸，或五六十丸。忌食萝卜。

加味大造丸　治气血弱人，不能摄元成孕，或屡堕胎，及生子不寿，或孕后虚热、盗汗、食少、带多，宜食之。

紫河车一个　人参一两半　川当归二两（去尾）麦冬一两三钱　天冬一两　五味子五钱　杜仲七钱（炒去丝）　山药八钱　牛膝一两（酒浸一宿）　黄柏七钱

（盐水炒）　枸杞二两　淮熟地二两　白茯苓二两　益智仁一两　菟丝子四两

上末，炼蜜为丸，每服五十丸，空心白汤送下，或酒下亦可。

妊　　娠

论曰：阴搏阳别，谓之有子。三部脉浮沉正等，无病者乃知有妊也。妊既受矣，多病恶阻。恶阻者，即所谓恶食是也。此由妇人本虚，平居之时，喜怒不节，当风取冷，中脘宿有痰饮。受妊经血既闭，饮食相搏，气不宣通，遂至心下愦闷，头晕眼花，四肢沉重，懈怠，闻食气即吐，喜食酸物，多卧少起，甚则吐逆，自不胜持。治疗之法，顺气理血，豁痰导水，然后平安。

加味参橘散　治妊娠二三月，恶阻吐逆不食，或烦闷等症。

人参一钱　橘红四分　白术一钱　麦冬一钱　厚朴二钱　川当归二钱　甘草三分　砂仁三分（炒）　藿香二分　竹茹一丸　姜三片

水煎服，或加干姜半分。

缩砂饮　治妊娠胃虚气逆，呕吐不食。

缩砂仁不拘多少，为末，每服二钱，生姜汤下。

凡妇人妊娠二三月，胎动不安者，此是男女阴阳会通，血气调匀而成胎孕。设若血胀腹痛，盖因子宫久虚，致令胎坠，其重甚于正产。若妊娠曾受此，可预先服大造丸（今即杜仲丸）以养胎。

杜仲丸 杜仲（姜汁炒，去丝） 川续断（酒浸）各二两

上二味等分，为末，枣肉煮，杵烂和丸，梧子大，每服五六十丸，空心米饮送下。

凡妊娠胎动腹痛者，其理不一。盖因饮食冷物、动风毒物，或因再交，摇动骨节，伤犯胞胎，其症多呕，气不调和，服药太过，血气相干，急宜服顺气之药安胎，漏则难疗矣。

如圣散 鲤鱼皮 川当归 淮熟地 阿胶（炒）白芍 川芎 续断（酒浸） 甘草

上各等分，加苎麻根少许，生姜五片，水煎，空心服。

加味安胎饮 治妊娠元气不足，倦怠，以致胎动不安，或身微热，并服。如腰痛、腿痛，必一日夜服两帖，方可安矣。

人参二钱或三钱 川当归二钱 白术二钱半（生用） 条芩八分 陈皮 紫苏各四分 淮熟地二钱 砂仁三分（炒）甘草三分

如渴，加麦冬一钱，枣二枚，水煎。

予按：固胎在调母，调母之法，宜各按月依经，视其血气虚实而调之，固无坠胎之患。其或感冒风寒，跌仆损伤，别生异症，又各按法而调之。《机要》曰：胎产之病，当从厥阴经论之，毋犯胃气及上二焦，谓之三

家传女科经验摘奇

禁，不可汗，不可下，不可利小便。若发汗者，如伤寒早下之症；和大便者则脉数已动于脾；利小便者则内亡津液，胃中枯燥。制方之法，能不犯三禁，则荣卫自和而寒热止矣，皆医者之准绳也。

予曰：安胎，桑寄生、阿胶、缩砂为要药也，如桂枝、半夏、桃仁、大黄、堕胎及燥热等剂，不可用也。又曰：月中经季不行，一身反病，日瘦，形似虚劳，却是有孕。二陈汤加缩砂、桂枝、桔梗、姜、枣、乌梅同煎服。然半夏，胎中禁药，此又用者，理气清痰；砂仁，安胎顺气；桔梗开胸膈，服之自然平安。《经》曰：有故无损，亦无损也。

凡妊娠胎漏，经血妄行，此是妊娠成形，胎息未实，或因房室惊触，劳役过度，伤动胎胞，或食毒物，致令子宫虚冷，经血淋漓。若不急治，败血凑心，子母难保，日渐胎干，危之不久。

桑寄生散　治妊娠胎急不安，血下不止。

桑寄生　川当归　川芎　续断（酒浸）　香附（制）　阿胶（炒）　人参　茯苓　白术等分（生）甘草少许　姜五片

水煎温服。

主方：治胎漏下血，属气虚主之。

白术（生）　条芩　阿胶　砂仁　香附　糯米

有热用四物汤，加阿胶。

丹溪曰：凡妇人胎产诸疾，只须以四物汤为主治，看症加减调理。

主方：治妊娠胎病不安，血虚主之。

川当归（酒洗）　川芎五分　白芍（酒炒）八分　淮熟地（看症加减）五钱　人参二钱　黄芪一钱五分　甘草五分　香附一钱（炒）　生地一钱　白术（生）一钱五分　条芩一钱　白茯苓一钱　桑寄生一钱　阿胶一钱（炒珠）　黄杨树角

上咬咀，姜一片，水煎服。

主方：安胎。

川当归　川芎　白芍　淮熟地　香附（制）　艾叶（炒，拣去条）　砂仁（连壳炒，研）　白术　条芩（生）　甘草（炙）　黄芪（无亦可）　糯米一撮　阿胶（炒，研末）

腰痛加杜仲，若下血加地榆，若触胎加金银同煎。生姜三片，水煎服。

凡妇人妊娠，面赤口干，舌苦心烦，腹胀，此乃盖为恣意饮酒，食水果、羊、鸡、面、鱼、膻腥毒物，致令百节酸痛，大小便闭涩，可服归凉节命散。

归凉节命散　川芎　宁根　白芍　麦冬　川当归　白术　甘草　糯米

如积食加砂仁、山楂、麦芽，水煎温服。

大腹皮饮　治大小便赤涩。

枳壳（炒）　大腹皮　甘草　赤茯苓

上末每服二钱，浓煎葱白汤调下。

冬葵子散　治妊娠小便不利，身重恶寒，头晕眼花，水肿。

冬葵子二钱，赤茯苓二钱

上为末，每服三钱，米汤下，不拘时服，利则住。如不通，恐是转胞，加发灰少许，神效。如杂温脾胃、宽气等药，以指探吐法，皆不效，转加腹满凑心，不能转通，秘用一指，深入阴户，拨转立通，再服鲤鱼汤。予云，脚肿、俗云皱脚汤；亦有遍身肿满，心胸急胀，皆妙。

鲤鱼汤　治胎前水肿，通利方消，产后亦妙。

川当归（酒浸）　白术五钱　白茯苓四钱　白芍三分

上药，每服四钱，用鲤鱼二三尾，不拘大小，破洗鳞肠，白水煮熟，去鱼，每服用鱼汤一盅半，生姜七片，陈皮少许，煎，空心服而水自去矣。

凡妇人胎冷腹胀，两胁虚鸣，脐下冷痛，欲泄，小便频数，大便虚滑，此乃胎气既全，子成形质。或食瓜果、甘甜生冷不时之物，或当风取凉，受不时之气，则令胎冷，子身不安，皮毛疼痛，筋骨拘急，手足挛蜷，致母有此危证，急宜安胎和气散。

安胎和气散　诃子（面包煨）　白术各一两　陈皮（去白）五钱　良姜二钱（炒）　木香五钱　白芍五钱　陈米一合（炒）　甘草（炙）三钱

上药，每服五钱，姜三片，水煎服，忌生冷。

凡妇人妊娠，心神忪悸，睡梦多惊，两胁腹胀，过时连脐急痛，坐卧不宁，气促急迫胎惊，为何？胎气既成，五脏安养，皆因气闷，或为喧呼，忪悸，闷乱，致令胎惊，筋骨伤痛，四肢不安。急用大圣散保胎，则无损伤。

大圣散　川芎二钱　白茯苓二钱　麦冬二钱　黄芪二钱（炙）　川当归二钱　木香五分　甘草五分　人参五分

上姜三片，水煎服。

紫苏饮　治妇人胎气不和，凑上心腹胀满，痛不可忍，谓之子悬。

大腹皮　川芎　白芍　陈皮　紫苏　川当归各等分　人参　甘草减半

上姜五片，葱白五寸，水煎温服。

凡妇人妊娠，月数未满，半产者，此者本因脏腑虚微，气衰力弱，病起相感，精血攻冲，侵损荣卫，有伤胞胎，以致损落。曰半产，急宜芎劳补中汤补治，可保无虞。

芎劳补中汤　养新血，去瘀血，补虚损。

人参　黄芪　甘草　杜仲　白术　赤芍　木香　干姜　川芎　阿胶　五味

上水煎，不拘时温服。

此症服补母益子大造丸，无此患也。

凡妇人妊娠，小便淋漓，此乃本因调摄失宜，子脏气虚。盖缘酒色过度，伤其血气，致令小便闭塞，遂成淋沥，名曰子淋。宜服安荣散。

安荣上散　治妊娠小便淋沥，或下焦有热，小便不通。

家传女科经验摘奇

麦冬　通草　滑石各一两　川当归　甘草（炙）
灯芯各五钱　人参三钱　北细辛一钱

上为末，麦冬汤送下。

桑螵蛸散　治妊娠小便不禁。

螵蛸十二个（炙），为末，每服二钱，空心米汤送
下。

凡妇人妊娠，下痢赤白，此乃冷物伤脾，辛酸伤
胃，冷热不调，胎气不安，气血凝滞，下痢频频，时有
时无，或白或赤，肠鸣后重，谷道疼痛。急服蒙姜黄连
丸，不问冷热，并宜服之。

蒙姜黄连丸　干姜（炮）　黄连　砂仁　川芎　阿
胶（炒）　白术各一两　乳香三钱（另研）　枳壳五钱
（炒）

上为末，用盐梅三个，取肉，入醋少许，打糯米糊
为丸，如梧桐子大，每服四十丸。白痢，姜汤下；赤
痢，甘草汤下；赤白，干姜甘草汤下。

当归芍药汤　治妊娠腹中疼痛，痢疾，心下急满。

白芍　白茯苓　川当归　泽泻　川芎各一两　白术
五钱

为末，每服三钱，温酒下，米饮亦可，忌生冷。

凡妇人妊娠，外感风寒，浑身壮热，眼花头晕如
旋。此乃盖为风寒克于脾胃，伤于荣卫，或露背当风取
凉，致令头痛，憎寒发热，甚至心胸烦闷，大抵产前二
命所系，不可轻易妄投汤剂。感冒之初，止宜进芎苏
散，表其邪气，其病自愈。

芎苏散　苏叶　川芎　白芍　白术　麦冬　陈皮　干姜各一两　甘草五钱

上每服五钱，姜五片，葱三根，水煎温服。

百合散　治妊娠风壅相攻，咳嗽吐痰，心胸满闷。

百合（蒸）　紫菀（洗）　贝母　白芍　前胡　赤茯苓　桔梗　甘草（炙）少许

上姜五片，桑皮三寸，水煎热服。

凡妇人妊娠中风，头项强直，筋脉挛急，言语謇涩，痰涎不清，或发搐搦，不省人事，名曰子痫。急宜服羚羊角散。

羚羊角散　羚羊角（镑）　独活　防风　枣仁　五加皮各一钱　川当归　杏仁（去皮尖，炒）　川芎　茯神　薏苡仁各五分　木香　甘草（炙）各二分

上姜五片，葱五寸，水煎温服。

凡妇人妊娠病疟，此乃荣卫虚弱，脾胃不足，或感风寒，或伤生冷，传为疟疾。宜服驱邪散，莫待吐逆见物不思，卒难医治。

驱邪散　良姜　白术　草果少许　橘红　藿香　砂仁　白茯苓　甘草（炙）

上姜三片，枣肉三枚，水煎温服。

凡妇人妊娠，遍身两胁刺痛胀满。此乃盖因五脏不利，气血虚羸，因食生冷，发热憎寒，唇白目青，筋脉拘挛，骨节酸痛，皮毛干涩，气急上喘，大便不通，呕吐频频。宜服平安散。

平安散　厚朴　生姜　陈皮　川芎　木香　生地

217

甘草煨　盐一撮

上水煎，温服。亦宜服紫苏散。

凡妇人妊娠，头旋目晕，视物不见，腮项肿核。盖因胎气有伤，热毒上攻，太阳沉痛，呕吐，背项拘急，致令眼晕生花。若加痰壅，危在片时。急服消风散。

消风散　石膏　甘菊　防风　荆芥　羌活　川芎　羚羊角　大豆黄卷（炒）　川当归　白芷　甘草

上加细茶五分，水煎，食后服。

凡妇人妊娠将临月，两眼忽然不明，灯火不见，头痛目晕，腮下项肿满，不能转项，诸医治疗不愈，转加危困，偶得此方，对证合服，病减七分，获安。有人云：只服四物汤加荆芥、防风，合天冬饮子，但以此二药，间日服，日渐安好。大忌酒、面、炙煿、烧鸡、鹅、鸭、羊、豆腐、辛辣，一切毒物，并房劳，及稍温药。如其不然，眼不复明。此症为怀孕多居火阁，衣绵卧褥，伏热在内，或服补药及热物太过，致令胎热，肝脏壅极，风热攻壅入脑所致。

天门冬饮子　天冬　知母　茺蔚子　防风　五味　茯苓　羌活　人参　川当归　川芎　白芍　熟地　荆芥

上姜三片，水煎服。

凡妇人妊娠，小腹虚胀，因食硬物伤胎，胎既受病，传与脾胃，胃气虚冷，下逼小腹，若奔豚，或腰痛，大便闭涩，两胁虚鸣。宜服胜金散，温中下气，病随安矣。

胜金散　陈皮　茱萸（炒）　干姜　生姜（炮）

川芎各一两半　厚朴（制）　砂仁（炒）　甘草（炙）
各三钱

上为末，每服二钱，盐汤下。

按：验方于后。

散气消闷散　治孕妇常多气怒，胸腹满闷，或服顺
气、乌药、砂仁、香附耗气药，反加满闷，宜服此药。

人参一钱半　白术二钱　川芎八分　陈皮　紫苏各
四分　甘草二分　条芩八分　木香（磨）三分

上姜三片，水煎服。

加味安胎饮　治孕妇腹疼，不时作痛，小腹重坠，
多血虚气陷，间有无寒者。

人参一钱五分　白术二钱　川芎八分　陈皮　紫苏
当归　甘草各四分　淮熟地二钱

上姜三片，水煎服。兼寒加茱萸一钱，或干姜、砂
仁各五分，补药可以加内。

全生白术散　治妊娠面目虚浮，四肢有水气，多有
脾胃气虚，或久泻所致，宜健脾利水。

白术二钱　人参一钱　川芎八分　川当归二钱　甘
草三分　紫苏四分　陈皮四分　大腹皮八分　茯苓皮七
分

加姜皮，水煎服。

顺气安胎饮　治胎气上攻，心腹胀满作痛。

人参一钱　白术二钱　紫苏　甘草　陈皮　砂仁各
四分　川当归二钱　川芎八分　黄芩八分

上姜三片，水煎服。有气加木香三分（磨）。

补中安胎饮　治受胎下血不止，或常去血点滴，名曰胎漏。大率多因劳伤，血气虚弱，有因喜食炙爝热物过多所致。

白术　川当归　人参　甘草　淮熟地　黄芩　紫苏　白芷　姜三片，水煎服，忌房事。

安胎饮　治妊娠顿仆，动胎下血不止，一日二帖。

人参五分，川当归二钱　川芎八分　甘草　陈皮　紫苏各四分　条芩　淮熟地二钱

上姜三片，水煎服。若二帖不止，加阿胶二钱（炒珠），白术二钱（生），艾叶八片（炒）同煎。如感寒头痛，加莲须、葱头四根。如腹中痛，减艾叶，加苇皮、砂仁四分。

竹叶安胎饮　治妊娠心惊胆怯，烦闷不安，名曰子烦。

黄芩八分　人参一钱　白术　川当归各二钱　甘草四分　陈皮三分　川芎七分　酸枣仁八分　远志八分　麦冬一钱　竹叶十片　淮生地一钱半

姜、枣水煎。若烦渴，加竹茹一丸；有痰，加竹沥一酒盅，姜汁少许；虚人，加人参三钱；如脾虚常泻，减地黄，加酸枣仁。

加味天仙藤散　治妊娠腿膝发肿，气促满闷不舒，或足指肿，出水。

天仙藤（洗，略炒）　香附各六分　陈皮四分　甘草三分　乌药七分　木瓜一钱　紫苏四分

姜皮，水煎服。虚加人参一钱，白术二钱，川当归

三钱。脾气虚，宜兼补中益气汤服。

加味羚羊角散　治妊娠口噤项强，手足挛搐，言语謇涩，痰涎壅盛，不省人事。不可作中风治，以羚羊角散。如无痰，言语如常，但见中风症，多因血燥类风。治切不可一概以中风论而误人命也。

羚羊角（镑）一钱　川独活八分　酸枣仁一钱（炒）　五加皮八分　防风五分　苡仁一钱　川芎七分　川当归一钱　茯神八分　杏仁十粒　木香三分（磨）甘草四分

虚加人参一钱；痰加竹沥七分，姜汁少许；脾胃虚弱，加白术一钱半，姜三片，水煎服。

加味安荣汤　治妊娠小便涩，或成淋漓。

人参　白术　川当归　麦冬各二钱　茯苓一钱　通草一钱　甘草八分　灯心五分　姜

水煎服。有痰宜清肺金，加条芩七分；若怒动肝火，宜服逍遥散。

加味逍遥散　治妊娠形体劳苦，或进饮食炒炙之物，小便中带血，宜清膀胱之火，故宜服。

川当归二钱　白芍一钱　白术一钱半　茯苓七分柴胡一钱　丹皮七分（炒）　栀子七分（炒）　甘草四分（炙）　灯心七根　水煎服。

安胎饮加二陈　治脐腹作胀，或小便淋闭。

白术一钱半　陈皮　甘草各四分　人参一钱　川芎八分　川当归二钱　柴胡　升麻各四分　生地一钱半半夏少许

家传女科经验摘奇

上加姜二三片，水煎服。

宁肺止咳饮　治妊娠咳嗽，属风属寒症。

天冬二钱　桔梗　紫苏各五分　知母一钱　甘草四分

寒嗽加杏仁十粒，桑皮八分；痰嗽加陈皮四分，竹沥半酒盅，姜汁少许；热嗽加黄芩四分；虚嗽加紫菀一钱，款冬花六分，喘，夜多嗽，加麻黄；虚损嗽，加瓜蒌一钱，竹沥半盏，姜汁少许；心胸不舒，加百合一钱，贝母一钱。

又方：咳嗽不止，胎不安。

杏仁　甘草　紫菀　桑皮　桔梗　天门冬

水煎。

又方：妊娠咳嗽，吐血不止。

生地三钱　紫菀一钱　知母　白术　麦冬各一钱陈皮四分　甘草四分　黄芩八分　川当归　天冬各二钱犀角八分

若喘加瓜蒌仁一钱，水煎。

六和汤　治妊娠霍乱吐泻，心躁腹痛。

陈皮四分　半夏七分　藿香　甘草各四分　杏仁十粒　竹茹一丸　扁豆二钱　木瓜一钱　人参一钱　砂仁五分　茯苓八分

姜三片，枣二枚，水煎。

加减安胎饮　治妊娠疟疾，寒多热少。

人参一钱　白术　川当归各二钱　紫苏　黄芩　甘草各四分　藿香五分　半夏七分　草果　青皮各三分

乌梅二个　姜三片

水煎。

治妊娠壅热，心神烦躁，口干渴。

人参　栀子（炒）　知母　麦冬各一钱　甘草　条芩各五分　瓜蒌根　犀角各八分

姜三片，枣二枚，水煎。

治孕妇热病，呕吐不食，胸中烦躁：

干葛一钱五分　芦根一钱半　人参　麦冬　栀子（炒）　知母各一钱　竹茹一丸

葱三根，水煎。

治妊娠热病，斑出赤黑色，小便如血，气无欲绝，胎落。

山栀　黄芩　升麻各一钱　青黛　豆豉四十九粒　生地二钱　杏仁十粒　石膏一钱五分

葱白七寸，水煎。

治妊娠患吐血衄血，或因破伤失血，蓦患口噤，项强背直，类中风症，皆因失血。宜服安胎饮加减：

人参二钱　川当归　白术　淮熟地各二钱　陈皮甘草各四分　天麻二钱　麦冬一钱

加防风、荆芥、姜三片，水煎。

滋荣易产汤　孕妇九个月服之。

川芎一钱　川当归三钱　人参二钱　茯苓八分　甘草四分　生地二钱　大腹皮　陈皮　白术　黄芩各六分

加益母草，水煎。

凡妇人妊娠胞肥，临产难生，此乃身居高贵，嗜甘肥，聚乐不常，食物过多，即饮即卧，致令胞胎肥厚，根蒂坚固，行动气急。盖缘不曾吃瘦胎之药，致令临产必是艰难。八月可服无忧散。

无忧散　治妊娠肥大，肥之，令儿紧小易生。

川当归　白芍　木香　甘草　枳实　乳香　血余神曲　麦芽　诃子　白术　陈皮

姜一片，水煎。

凡妇人妊娠将产，忽然倒者，此乃盖因不能忌口，恣情多食，五脏气滞，六腑不和，胎气既肥，或用力太过，胎受惊触。急用瘦胎金液丸。

金液丸　治横生倒产。

飞生毛（火煅存性，腋下更好）五分　血余（无病人发，烧存性）　公母羊粪（烧灰）各五分　灶心土二钱　砂仁五分（另研）　黑铅三钱（铫内熔化，投水即急搅，倾出研细）

上为末，用粽子角为丸，如绿豆大，遇难产，急以倒流水吞下五丸。儿身自然顺而正产，子母俱活矣。

按验秘方　治难产开骨并服。

鱼胶一两（用红绵布一尺卷鱼胶，以罐盛贮，封固，火煅存性）为末。用香油、蜜、酒各半酒盏，调服一钱，立下。

立竿见影散　此方活水、瘦胎、软骨，横生逆产，死胎立下。

黄葵花三钱　牡丹花心三分　真正抚芎三分　麝香

一分　桑叶五分　巴豆半粒（去油）　蓖麻子半粒

上为细末，醋糊丸，如弹子大，大黄为衣，临用时揉碎一丸，热酒送下，加香油服。

凡妇人临产，子肠先出，以盆盛之，温水温润其肠。令产妇仰卧，以言语安慰其心，却用好醋半盏和新汲水七分，搅匀，急喷母面，其肠自收矣。每一喷，令一缩，三喷三缩，肠尽收矣。合用参、芪、归、芎大剂补药，加升麻、柴胡、防风之类以升举之，未有不安者也。

产后总论

凡病起皆血气之衰、脾胃之虚，况产妇血气、脾胃其虚衰亦有甚焉。是以丹溪先生论产后"必当以大补气血为先"，虽有杂症，以末治之。此三言者，尽医产之大旨也。若能扩充立方用药，则治产可以无大过矣。夫产后忧惊劳倦，血气暴虚，诸症乘虚易袭。如有气，毋专耗散；有食，毋专消导。热不可用芩、连，寒不可多桂、附。寒则血块停涩，热则新血流崩。至若虚中外感，见三阳表症之多，似可汗也，在产后而用麻黄，则重竭其阳；见三阴里症之多，似宜下也，在产后而用承气，则重亡阴血。耳聋胁痛，乃肾虚恶露之停，休用柴胡；谵语汗出，乃元气弱似邪之症，毋同胃实。厥由阴阳之衰，难分寒热，非大补不能回阳而起弱；痉因阴血之亏，勿论刚柔，非滋荣不能舒筋而活络。又如乍寒乍热，发作有期，症类疟也，若以疟治，迁延难愈。神不守舍，言语无伦，病似邪也，若以邪论，危亡可待。去血多而大便燥结，苁蓉加于生化，非润肠承气之能通；去汗多而小便短涩，六君倍用参、芪，必生津助血之可利。加参生化频服，救产后之危；长生活命屡用，甦绝谷之症。颓疝脱肛，多是气虚下陷，补中益气是良方也。口噤拳挛，乃阴血燥类风，加参生化大有益焉。产户入风而痛甚，服宜羌活养荣方；玉门伤冷而不闭，洗须床、菟、萸①、硫黄。怔忡惊悸，生化汤而加定志；似邪恍惚，安神丸助于归脾。因气喘而满闷虚烦，生化汤加木香为佐；因过食而嗳酸恶食，六君子加神曲、麦芽为良。苏木、棱、莪，大能破血；青皮、枳壳，最消满臌。一应耗气破血之剂，汗吐宜下之策，止可施于少壮，岂其宜用于胎产？大抵新产之后，先问恶露如何？痛块未除，未可遽加参、术，腹中痛止，补中益气无疑。至若亡阳脱汗，气虚喘促，频灌加参生化，是从权也；又如阴亡大热，血崩厥晕，速煎生化原汤，乃救急也。王太仆云：治下补下制贵以急，缓则滋道路而又力微。制急方而气味薄，则力与缓同。故治产当遵丹溪而固本，服法宜效太仆以加频。凡负生死之寄者，可不着意以扶危哉。

---

① 床：指蛇床子。菟：指兔丝子。萸：指吴萸。

产后生化汤论

一产后气血暴虚，理当大补，但恐恶露未尽。用补须无滞血，能化又能滋生；攻块无损元气，行中又能带补，方处万全，能无一失。世以四物汤理产，误人多矣。因地黄性寒滞血，芍药酸寒无补故也。

一产后恶露作痛，名曰儿枕痛，世多专先消散，然后议补，又有消补混方。殊不知旧血虽当消化，新血亦当生养，若专主攻旧，新亦不宁矣。

世以济坤丹（又名救生丹）治产后，用以攻血块，下胞落胎，足见速效，其元气未免亏损。平安产妇，毋视良剂。济坤丹不得已而用下胎、下胞、下血块，只可用一丸，不可多服，随即服汤药进补。

有妙应丸治产后停食宿肉，此乃形体劳倦，脾胃俱伤，不善调治之家，多食厚味，沉睡而复伤。胃虽少纳，脾转输迟，食停痞塞嗳酸，此宿痰包食，不能消导，宜服三五丸，随即服汤药进补。此"急则治其标，缓则治其本"也。

生化汤因药性功用立名，产后血块当消，新血宜生，专消则新血不宁，专生则旧血反滞。考诸药性，惟川当归、川芎、桃仁三品药性，善破旧血，骤生新血。佐以炙黑干姜、甘草引三品入于肺肝，生血利气，五味共方则行中有补，化中有生，实产后圣药，故因名之。

227

凡有孕至八九月，依制方下，名曰生化汤：

川芎二两　川当归五钱　桃仁　干姜（炙黑）　甘草各五钱

桃仁要去皮尖，捣如泥用，干姜要黑者，醋浸透，炒黑用。上作二三帖，至胞衣一破，速煎一帖，候儿下地即服，不论正产半产。若少壮产妇平安无事，俱宜服二帖，消块生血。

又生化汤：川芎三钱　川当归八钱　桃仁十粒（去皮尖）　干姜四分（炒黑）　甘草（炙）五分

上用水二盅，煎至七分，加酒六七茶匙，稍热服。查涩后帖，并前二帖，共煎，要在一二时辰内，未进饮食之先，相继煎服，则下焦血块速化，而骤长新血，自无晕厥。且产妇服一帖，渐增精神，不厌药之频也。若照常症，日服一帖，岂能挽回将绝之气血也，其胎前素弱，产后劳倦及热症堕胎，要不拘帖数，服至病退乃止。若产妇劳甚，血崩形色脱，即加人参三四钱在内，频灌无虑。

加参生化汤　治产后危急诸症，俱可服此方。

川芎二钱　川当归四钱　干姜四分（炒黑）　甘草五分（炙）　桃仁十粒（去皮尖）

人参三钱或二钱，随症缓急，如甚危症，人参加至五六钱，枣三枚，水煎服，渣再煎。

加减法：

一娩儿下，汗多倦甚，宜服此方，加人参三四钱。

一娩儿下，无力送脱胞，倦怠，宜服此方。

一胎前素弱，产后见虚症，宜服此方。

一胎前患泻，产后倦怠，宜服此方，加参四五钱。

一汗多加麻黄根二钱、黄芪一钱、防风五分。

一足厥冷，加人参四五钱，附子四分；兼汗亦加参、麦冬一钱。

一气短促，加人参四钱。

一消渴加麦冬一钱，五味子十粒。

一大便实，加苁蓉一钱。

一烦躁，加竹茹一丸。

一寒嗽，加杏仁十粒，桔梗五分。

一喘气促，加半夏一钱，杏仁十粒，桔梗五分。

一有痰，加天花粉八分，竹沥半酒盅，姜汁少许。

凡产后血块痛，用生化汤为主，血块痛散加人参生化汤为主。

一论血块

妇人病倍于男子，因产后之症偏多也。夫产后血块，医家宜当详究。若时俗治血块，有用生地黄，红花以行之，苏木、牛膝以攻之；治气胀，有用乌药、香附以顺之，枳壳、厚朴以舒之。甚有用青皮、枳实、苏子以下气定喘，芩、连、栀子、黄柏以退热除烦。至若血枯便实，反用承气下之而愈结；汗多小便短涩，反用五苓通之而愈秘。因古《局方》，峻攻块痛，殆无异于刃之杀人也，事产者岂可视为甚轻而妄用苏木、棱、蓬①，以置人于死地也耶？宜服生化汤，一应破血药，虽山楂性缓，亦不可单用。

生化汤 川当归 川芎 桃仁 干姜 甘草

水煎服，并渣。

鹿角灰用生化汤送下七钱。

又方：益母丸同服亦可。

外用烘热衣服暖和块痛处，虽暑月亦要和暖。大抵产妇劳伤，气血并虚，分娩子后，无力送胞送块，涩滞腹间作痛，甚者气血不运而昏迷厥晕，切不可妄谓恶血抱心，遽用苏木等散血之方以杀人也。只频服生化汤二三帖，即时块消痛止，神情气复而顿爽舒畅平安矣。行血如生地、牛膝，败血如三棱、莪术。俗用山楂、砂糖消块，姜、艾酒定痛，皆致淋崩、昏晕等症。

二论血晕

凡分娩之后，眼见昏花，头眩昏晕，不知人事，谓之血晕。其故有三：一因劳倦甚而气竭神昏，二因血大脱而气欲绝，三因痰火乘虚从上而神不清。患此三者，皆魂不随神往来而机运几息也。当急服预煎下生化汤，以行块定痛，化旧生新，即时血遂生而气转，神渐清而

---

① 棱：指三棱。蓬：指蓬莪术。

心有主矣。频服二三帖，其昏乱气血即定，乃川芎、川当归性有化生之功也。若偏执古方无传，认晕症为恶血抢上迷心，而轻用散血之剂，认为痰火而用无补消降之方，误人甚也。外以醋冲鼻烧烟潦法不可缓，医者切不可妄论血上抢心，而用苏木等以峻攻破血，偏执古方牡丹夺命等药以败血，慎之，慎之。再叮咛临盆之际，必预煎生化汤，预烧称锤、硬石子，候儿下地，速服二三帖药，共二煎。又产妇枕边，行醋韭，投锤醋瓶之法，决无晕症。又儿生下时，不可喜子慢母，母不可顾子忘倦；又不可产讫即睡，或愤怒气逆，皆能致晕。谨记，谨记。附方：

加味生化汤　治产后血晕。

川芎三钱　川当归六钱　干姜四分（炒黑）　　桃仁十粒　甘草五钱（炙）　　荆芥五分

上枣三枚，水二盅，煎八分，温服，并渣。

加减法：

凡劳倦甚而晕，及血崩气脱而晕，并宜速灌二帖。如形色脱，或汗多而脱，皆用急服一帖，后即加人参三四钱，肉桂四分，决不可疑，参为补而缓服也。如痰乘虚从上而晕，方内加橘红四分；若虚甚，亦用加人参二三钱；如肥人多痰，又用竹沥七分，酒一盅，姜汁少许。以上三等晕症，并不可用破血耗气等古方，其血块痛甚者，兼送益母丸。一法或送鹿角灰，一法或用玄胡散，一法或用独参散。一方见效，不须易方。

从权急救加参生化汤：治产后形色脱晕，或汗脱晕。

231

川芎二钱　　川当归四钱　　干姜四分（制）　　桃仁十粒（去皮尖）　　荆芥四分　　甘草四分（炙）　　人参三钱

　　上水二盅，煎八分服。血块痛甚加肉桂五分、七分；渴加麦冬一钱，五味子十粒；汗多加麻黄根一钱；如块不痛，加黄芪一钱以止汗；如伤面食、饭食，加神曲八分、麦芽五分；如伤肉，加山楂、砂仁。

产 后 厥 症

　　凡产时用力过多，劳倦伤脾，孤脏不能注于四旁，故足逆冷而厥气上行焉。《经》曰："阳气衰于下，则为寒厥是也"。非急方子能举气以归元，非大补不能回阳而复神，岂钱数归、参！照常症，一日一帖而能起死扶危，拯将绝之气血耶？必用加参生化汤，倍参，连服二帖，斯气血旺而神气复，厥症自止矣。若服药而又渴，另用生脉散以代茶，助津以救脏躁也。此经验之确论，毋得有议焉。虽有四肢厥冷，泄泻痢症，类伤寒阴症，又难用四逆汤方，亦必用倍参生化汤，佐以炙姜，或加附子一片，则可以回阳止逆，又可以行参、芪之功矣。《经》云：脾，孤脏也。四旁，心、肝、肺、肾也。又云：摇体劳苦，则伤脾。又云：厥气上行满。立二方分先后：

　　加参生化汤　治新产发厥。

　　川芎二钱　　川当归四钱　　甘草四分（炙）　　干姜四

分（制黑） 人参二钱 桃仁十粒（去皮尖）

上枣二枚，水煎连进二帖。发厥，块痛未止，不可加芪、术。

滋荣益气复神汤 治产后发厥，问无块痛，可服此方。

川芎一钱 白术一钱 黄芪一钱 人参 当归各三钱 淮地黄二钱（酒浸，蒸） 甘草四分（炙） 麦冬五钱 五味子十粒 陈皮四分 附子五分

水煎。汗多加麻黄根、酸枣仁各一钱；大便不通，加肉苁蓉二钱。

大抵产后晕厥，二症相类，皆由气血并竭，神将去而机几息，仅有一丝之生意耳。若非急方急服，岂能挽回将绝之元神耶？但晕在临盆，急症尤甚于厥，宜频灌生化汤几帖，先补血分之亏，即时块化血旺，而神清晕止矣。若无汗脱，气促形脱症，参、芪不须加也。厥症在分娩之后，气血两竭，宜用倍参生化汤，并补气血之亏，止厥以复神焉。又非偏补血分可愈，治法要知晕有块痛，芪、术、参未可遽加也。治厥症问无块痛，芪、术、地黄并用无疑。

产后血崩

产后血大来，审血色之红紫，视形气之虚实。如血多紫色有块，乃当取之，败血也，止涩反作痛，不可论

崩。如鲜血红大来，乃是惊伤心不能生，怒伤肝不能藏，劳伤脾不能统血归经耳，当以崩治，先频服生化汤几帖，则行中有补而血生旺矣。若崩形脱，或有汗，或气促，宜倍参生化汤以益气，斯阳长阴生，血自旺矣，非棕灰止血药可止也。如产中月外崩，又宜升举大补汤治之。凡年老虚弱人患崩。亦宜升举大补汤。

生化汤　治产后血崩。

川芎一钱　川当归四钱　干姜四分（炙黑）　甘草五分（炙）　荆芥五分　桃仁十粒（去皮尖）

上枣水煎。如鲜血红大来，加荆芥、白芷各五分；血块形脱，加人参一钱；汗多气促，加参三四钱；无汗形不脱，气不促，只服生化汤则血自安也。世言：芎、归活血，不可治崩，误矣！

滋荣益气汤　治崩止血。

川芎　麦冬　黄芪各一钱　人参　川当归　淮生地白术各二钱　陈皮　甘草（炙）各四分　白芷　荆芥升麻各四分　黄连三分（退心火）　枣三枚

水煎。汗多加麻黄根一钱，浮小麦一撮；大便不通，加肉苁蓉一钱；有气，磨木香一分；有痰，加贝母六分，竹沥少许，姜汁少许。寒嗽，加杏仁、桔梗、知母各一钱；惊悸，加酸枣仁、柏子仁各一钱。

加味生化汤　治产后三日，发热头痛症。

川芎五钱　川当归三钱　甘草四分　干姜四分（炙黑）　桃仁十粒（去皮尖）　羌活　防风各四分

上服四帖；头痛身热不除，加白芷八分，细辛四分。若头痛如破，加莲须、葱头五个；虚加人参二三钱。

产后类伤寒三阴症

产后潮热有汗，大便不通，毋专论为阳明症；口燥咽干而渴，毋专论为少阴症；腹满嗌干，大便实，毋专论为太阴症。又汗出，谵语，便秘，毋专谓为胃中有燥屎。且下数症多由劳倦伤脾，运化稽迟，气血枯竭，肠腑燥涸，乃虚症类实，当补之症，治者毋执偏门轻产而妄议三承气汤，以治类三阴之症也。若少旺产患，以类症妄下，侥幸万一，幸毋仿此。且虚弱产妇而复误下，则虚虚之祸大乎。屡见妄下成臌，误导反结。又有血少数日不通，误而即下，致泻不止者，可不慎欤。

养正通幽汤　治产后大便秘，类三阴伤寒症。

川芎二钱半　川当归六钱　甘草五分（炙）　桃仁五粒（去皮尖）　苁蓉一钱　陈皮四分　麻仁二钱（炒）

汗多便实，加黄芪一钱，麻黄根一钱，人参二钱；燥渴，加麦冬一钱，人参一钱；腹满，嗌干，便实，加麦冬一钱，枳壳六分，人参二钱，苁蓉一钱。汗出，谵语，便实，乃气血并竭，神衰心主失守，宜养荣安神，加茯神、枣仁、远志、柏子仁、苁蓉、人参、黄芪各一钱，白术二钱，水煎。

家传女科经验摘奇

滋荣益气扶正汤　治产后寒热自汗，每午应期发者。

川芎一钱　川当归三钱　甘草五分（炙）　人参二钱　淮生地二钱（自蒸）　黄芪一钱　陈皮四分　麦冬一钱　白术一钱半　麻黄根一钱

水煎。夜服六味地黄丸，每服七或十丸，清汤送下。

加减养胃汤　治产后寒热往来，头痛无汗，类疟症。

川芎一钱　川当归三钱　藿香四分　甘草四分　茯苓一钱　苍术一钱　人参一钱半　半夏八分　陈皮四分　姜二片

水煎服。有痰加竹沥、姜汁少许、半夏曲；弱人兼服大造丸；若产后久虚，无汗不愈，兼煎人参白术膏以助力。

产后类伤寒三阳症

产后七日内外，发热头痛恶寒，毋专谓伤寒太阳症；发热头痛胁痛，毋专谓伤寒少阳症。二症皆由气血两虚，阴阳不和而类外感，治者甚易轻执偏门而用麻黄汤以治类太阳症，又勿用柴胡汤以治类少阳症。且产后脱血之余，而重发汗，则虚虚之祸，有不可胜言者矣。仲景云：亡血家不可发汗。丹溪云：产后绝不可发表。

二先生非谓产妇真元伤寒之兼症也，非谓麻黄汤、柴胡汤之不对症也，诚恐后学业偏以而轻产，执成方而发表耳，须明知产后真感风冷；其生化汤内芎、姜亦能散之。又云：西北之气，散而寒之；东南之气，收而温之。所谓同病而异治也。其经意南方人柔弱，而西北人刚劲，故病治当异耳。惟产后劳虚，治不可分南北，概当重产而用补，少佐散剂，虽有他症，以末治之，又不可不明也。

木香生化汤　治产后血块痛未除，日受气服此方。

川芎二钱　川当归六钱　干姜四分（炙）　甘草五分（炙）　木香三分（磨）　陈皮三分

水煎服。

健脾化食散气汤　治产后受气伤食，问无块痛服。

白术二钱　川当归二钱　川芎一钱　干姜四分（炙）　甘草四分（炙）　人参一钱　麦芽五分（炒）神曲五分

伤饭食面，加二味：陈皮三分，山楂四分；砂仁七分，伤肉加入；如寒食停胁下作痛，加桂枝八分。

大抵产后弱妇，受寒停食，愈消愈增满闷，必攻补并行，方化滞运谷。但时医所见，知耗气而疑参补，误也。故善治者重产而轻怒食，必补气血为主，佐以顺气调气，则怒郁散而无不损；佐以健脾消导，则停食行而胃思谷。此治产后怒伤食伤之正治也。若专理气消食，非惟气胀不散，停食不行，抑损元神减食，甚致绝谷不救者多矣，惜哉！

产后类疟

产后寒热往来，每日应期而发，其症类疟，切不可用疟疾方药治之。夫血气虚而寒热便作，元气弱而外邪或侵，虽寒来鼓慄，汤火不能温，热如燔炭，冰水不能寒，或昼轻夜重，或见晡寒热，虽所见症与疟类同，其治方药，必当滋荣益气以退寒热。有汗急当止汗，如麻黄根等方；若头有汗而身与足无汗，乃阳孤绝阴之危症也，切勿偏服参而少血药，当加地黄、川当归之剂。如头痛无汗，宜与生化汤内加羌活、防风、连须、葱白、枣数枚以散之，慎不可作疟治以误人也；如伤食饭面，加神曲一钱，麦芽五分；如伤肉，加山楂、砂仁各五分；如停食日久，脾胃弱甚，虽药不运化，凡药之外用，按炒曲烫法。伤食肉，误服消导药多，绝谷几日者，宜服后方。

长生活命丹

治多服消导药，绝食症、杂症，误消耗绝食，亦可治之。

人参三钱，水一盅半，煎至半盅，先用一盏饭，锅焦研粉三匙，渐渐加参汤，锅焦引开胃气，自能开胃健脾，进饮食。

大抵饮食者充虚之滋味，而产后藉此以补助也。因劳倦伤脾，不胜甘饮，薄味渐进，运化易速，再兼助服温补之剂，佐以神曲、麦芽以消饭面之伤，山楂、砂仁以化肉物之伤；如伤寒冷之物，吴萸、桂枝亦当加也。如此补消并治，无有不安，屡见治不重产虚弱，惟知达消停物，反损真气，益增满闷，一帖不效，又加峻药，致使少食思谷之人，反虚虚而绝谷矣。病家自归于数命，医者以为尽力救，惜哉！

产后忿怒

凡产后因忿怒气逆胸膈不舒，血块大痛，宜用生化汤，临服时磨木香一分在内服之，则血块自化，怒气自散，并治而不悖也。若轻重气，偏用木香、香砂、乌药、枳壳、砂仁之剂，以散气行块，则元气反损，而满闷反增，是重虚之，非善治产者也。又如怒后即食，胃弱停闷，当审何物所伤。如肉物伤，加砂仁、神曲消之；如面饭伤，加神曲、麦芽消之。若伤物作痛，涩滞胁腹，宜加桂枝、吴茱萸在生化汤中，以逐寒定痛，无有不安，慎勿用木香槟榔丸、顺气之方，以散气化食。不然，则虚弱产妇，重虚之祸，有不可胜言者矣。

大抵产后患崩，血脱；短气似喘，气脱；妄言妄见，神脱。三症虽有血阴气阳之分，其精神去之促无异，此亦危症也。若非能厚药急方频服，失之者多矣。妄论气实痰火皆非也。如新产为块痛，并用加参生化汤，行中当补之方，斯免血滞血虚之失也。其块痛止，

宜用升举大补汤，少佐黄连坠火，以治崩脱、宁血归经
也。宜用倍参补中益气汤，少佐附子助参以治气脱，摄
气归源也。宜用滋荣益气复神汤，少佐痰剂以清心火，
宁君主之官也。因人妄论气脱妄言之症，误用气实痰火
之方药，屡夭人年，故重复录告。倘执论气痰而愈重，
必当识补救，方可活也。

产后伤食

凡产后形体劳倦，脾胃俱伤，是以新产之后，禁膏
粱，远厚味，食粥茹蔬，乃切务也。不善调摄之家，惟
虑产妇之虚，以多食有益，厚味为补，本不思而强与厌
足而复伤，胃虽少纳，脾转运迟，食停痞塞，嗳酸恶
食，良以此也。治当扶元为主，温补气血，健脾助胃，
养正兼消，审伤何物，佐以消导，斯脾气复而转输，滞
物行而胃始思谷矣。

加味生化汤 治产后血块未消时，及宿食不消。

川芎二钱　川当归五钱　干姜四分（制）　甘草五
分（炙）

如伤面食，加神曲一钱，麦芽六分；如伤肉加山楂
五分，砂仁五分；伤寒物痛，加吴萸一钱，肉桂五分；
虚加参三钱。

健脾消食生化汤 治产后血块痛除，服此方以消
食。

川芎一钱　川当归三钱　甘草五分（炙）　人参二钱　白术一钱半

伤面食，加神曲、麦芽各七分；如伤肉，加山楂、砂仁各八分。身热不可用黄莲、黄芩、黄柏；大便不通，禁大黄；伤食怒气，不可用耗气。若宿痰胞食，丸药随即进补药。凡年老虚弱人患崩，宜用升举大补汤。

产后气短似喘

凡产妇血脱劳伤之甚，气无倚恃，而呼吸息止之违常性矣，世有妄议痰火，反用散气化痰之方，不亦误乎？夫肺受脾禀，运气生脉，通水道，顺呼吸，清肃上下，调和荣卫，而为平人之常气也。值产血亡气脱，呼吸短促，言语不相接续，似喘危证，不待诊脉问望自明，智者当知之也。

加参生化汤　治分娩即患气短似喘症，若有血块，不可加芪、术。

川芎二钱　川当归四钱　甘草五分（炙）　干姜四分（炒黑）　人参二钱　桃仁十粒（去皮尖）

上煎服，加枣三枚，连进二三帖。

续气养荣汤　治产后气短促，问无血块痛宜服。

川芎二钱　川当归四钱　甘草五分（炙）　干姜四分（炒黑）　人参三钱　黄芪一钱　白术一钱　陈皮四分　熟地二钱

家传女科经验摘奇

如足冷，加熟附子三分；汗多，加麻黄根一钱，浮小麦一撮；渴，加麦冬一钱，五味子十粒；大便不通，加苁蓉一钱，麻仁一钱；如伤面食，加神曲一钱，麦芽一钱；如伤肉，加山楂五个，砂仁五分。

附方：滋荣益气复神汤，见上。

产后妄言妄见

产后妄言妄见，由气血两虚而神魂无所依也。夫心藏神主血，而言乃心之神也，心有血而神存，言不妄发。又肝藏魂藏血而目乃肝之窍也，目得血而能视，则瞳子瞭然而正，若夫产后血气暴竭，则心神失守，故言语无伦，肝魂无依，故瞳眊①妄见。况心为一身之主，目乃百脉之宗。虚症见于心目，则十二官各失其职可知矣。是以视听言，动皆有虚妄焉。治法当论产期块痛有无缓急。若分娩儿下之后，块痛未除，先服生化汤两三帖，以化块定痛，痛止即继服加参生化汤，或补中益气汤，如安神定志汤丸调治也；若产日久，形气血气俱不足，即当大补为主，生养气血，安神定志，服至药力充足，其病全愈。病家毋求速效，医家毋论邪祟。若喷以法水，惊以法尺，多致不救。治此病者，服药至十帖方效。丹溪云：病虚犹似邪祟也。又云：欲泄其邪，先补

---

① 眊：（mào 帽）视物不明。

其虚。先调其药，次论诸疾。此古人治虚弱人有挟外因之确论。但人不能体认其义，用药反言攻补难同方，御必攻邪尽，方可用补，欲病家不信难矣。此治产后虚症及年老人虚喘、弱人妄言三症，所当用心也。

宁神生化汤　治产后血块痛未止，患妄言症，未可用芪、术。

川芎一钱　川当归二钱，干姜四分（炙）　茯神一钱　人参二钱　柏子仁一钱　陈皮三分　益智仁八分（炒）　桃仁十二粒（去皮尖）　枣二枚

水煎。

滋荣益气复神汤　治产后块痛止，可服此药。

川药一钱　川当归　淮地各二钱（自制）　甘草四分（炙）　人参二钱　黄芪　白术各一钱　枣仁一钱　柏子仁一钱　茯神一钱　益智仁一钱（炒）　圆眼肉八分　陈皮三分　麦冬一钱　五味子十粒　莲子八分　枣二枚

水煎。以上三等，大便燥结症，并宜大料芎、归以补血，若参可少，非芎、归至数斤，难取效。

大抵产后虚中伤寒，口伤寒食，外症虽见，头痛发热，或胁痛腰痛，是外感宜汗，犹当重产亡血禁汗，惟宜生化汤中，量为加减调治无失。又如大便秘结，犹当生重产亡血禁下，惟宜养正汤助血通滞，极稳当也。

又方，润肠粥：治产后大便日久不通，用芝麻一升，研末，和米一合，煮粥食，润肠即通。

产后类中风

产后血气暴竭，有骸少血荣养，卒尔口噤牙禁，手足筋脉挛搐，症类中风，又类痉痫，虽虚火上纵，有痰，皆当以末治之，毋执偏门，而用治风消痰之方，以重虚产也。盖治经络动荡，任脉流通，则筋骨强劲，而关节清利矣。今产妇无血濡注，致牙紧口噤，手足挛搐，症类痉痫中风也。治当先服生化汤以生旺新血，若见危症，三帖后即用加参，益气以救血脱。若有痰有火，少佐橘红、炒芩之剂；竹沥、姜汁少许，亦可加之。黄连、芩、柏不宜并用，慎之！

滋荣活络汤　治产后血少，口噤，项强，筋搐，类中风症。

川芎二钱　川当归三钱　淮地二钱（自制）　甘草四分　人参二钱　黄芪一钱　茯神一钱　天麻一钱　麦冬一钱　陈皮　荆芥　防风　羌活各四分　黄连三分（炒）

有痰，加半夏曲七分；痰多，加竹沥七分，姜汁少许；如伤肉，加山楂、砂仁；如伤面食，加麦芽、神曲；如大便闭，加肉苁蓉一钱半；渴，加麦冬；干，加葛根；汗多，加麻黄根一钱；惊悸，加枣仁一钱。

毓 麟 验 方

徐果亭先生试验神方

松子　柏子　韭菜子　牛蒡子　蛇床子　女贞子
菟丝子　枣仁子　大附子（用童便浸三日，刮去皮，晒
干，铜刀切）　棉花子

以上等味各四两，研为细末，用大麦一石，洗净，
捣去皮壳，将药分作十份，每麦一斗用药一分，拌匀，
将小母鸡十只，雄鸡一只作一笼罩住，不令闲走，将药
末所拌麦略湿喂养，待其生蛋，每服三枚，用药酒送
下，服之两月，必然有孕（鸡用一月外者）。

送蛋药酒方（男人服）

麦冬　天冬　当归　人参　生地　茯神

以上六味各五钱，用陈黄酒十觔，将药用绢袋包入
坛内，重汤煮三炷香为度。

父时母地种子法（专以父年为例）：

男女俱双月生者，双月入房；单月生者，单月入
房。男单女双者，用单月；男双女单者，用双月妙极。

种子红药连城丸

罂粟花二两（米泔水浸）　排草五钱　桔梗六钱

枸杞子五钱　吴茱萸八钱　广木香五钱　甘松五钱　山奈八钱　川椒一两三钱　干桂五钱　鸦片四钱

浸少许，拌匀，浸蟾酥二钱，研末，人乳泡、母丁香五钱，打碎另包，同药浸一宿，取起，蛤蚧一对，剪碎，研末，火酒四两浸透；以上各药先用甜水浸一宿，次早将药并入铜锅内，煎熬滚透，不时取起，必候川椒白色为度，然后将药渣用绢滤去净，其药水再入锅内，熬至成膏，即人鸦片、蛤蚧、原浸之火酒共入熬，少片时纳成膏，再入酥，不可久熬，将煎过滤出蛤蚧、丁香渣焙干，研极细末，入膏药内，丸如绿豆大，朱砂为衣，此丸能种子坚固，久战不泄。用时将烧酒或吐津化开，先一二时搽龟茎行事，温水洗去。入炉妙难尽述。

老奴丸（一名苍龙丸）

此方服起止可用五六分。

此方成都府崔磨玉无子，欲服此药修合，未服而死。有老奴七十以上，腰脚疼痛，曲脊而行，褚氏与此药服之，其老奴语褚氏曰：自服此药深有灵验，诸疾悉痊，房事如少壮之人。于是与褚氏通焉，后有孕。一日褚氏事露，其家母亲视之，切究其由，得其实道，打死此老奴。因折其腿骨，髓漏皆如金色，多试有验，是名老奴丸。此药专助阳事，如欲解者，饮凉水三口。年高气衰虚耗，风湿腰脚疼痛，并宜服之，最为灵验。添精补肾虚，去冷除风湿，扶衰更起阳，虔诚好修合。秘密莫传扬。假之保元气，延寿得安康（一方无桑螵蛸、当归、沉香）。

木香五钱　灯草二钱　大蜘蛛七个　胡桃肉（另研）　荜澄茄　车前子（炒）　马兰花（酒浸）　牡蛎（火煅）　萆薢　韭子　木通以上各一两　山萸肉（去核）　补骨脂（酒浸）　桑螵蛸（酒浸）　全蝎（去毒）　龙骨以上各一两　母丁香　紫梢花　肉苁蓉（酒浸）　菟丝子（酒蒸）　蛇床子　白茯苓（去皮）　仙灵脾　八角茴香　巴戟（去心）　远志肉（去心）　当归以上各二两　沉香七钱　干漆（炒去烟）三两　熟地黄五两

　　上药炼蜜为丸，如桐子大，每服三十丸，空心温酒送下，七日见效。如无妇人者勿服（一方有五味子，无灯草）。

又种子奇方

　　须择壬子吉日，在于山中修合，忌妇人、鸡、犬见，兼带春意。如不欲子，不必择日，亦不必忌。

　　此方乃福建福州府陈尚书，七十无子，罄将万金家财济贫救危。一日闷坐檐下，思无儿继后，不觉泪流，忽见一老者，皓首童颜，从中门而进，告曰：愚老特送种子奇方至。其宦答之：吾阳事久不举矣，总有妙方，服之无益。老者云：此药专助阳补精，名为助阳益母丸，用之必添贵子，乞请试之。其宦忙进取银十两相谢，一时不见老者，以为怪。即使照方试用，果然连得四子，皆为显官。此乃济贫积德之感报也。药共十一味，各等分，俱为细末，炼蜜为丸，如白豆大。候妇人经水净一日，将一丸纳于阴户，半时辰药已融化，阴精未尽，心花已开。又将一丸以津涂玉茎上，然后交感，阳物长大坚硬，比向倍战，男妇爽快，妙难尽述，无有不受孕者也。此药兼治妇人白带、小腹冷痛，男子梦遗可止，阳痿可兴，大有功效。但得此方非易，余刊济世，幸珍重之。求子者，保养一月，倘兴期不正，另按脉调经，经正方效。药味开后：

菟丝子　蛇床子　番木鳖子　白及　砂仁　肉桂杏仁　川椒　吴茱萸　细辛　母丁香

每味三钱可合，菟丝子不为末，煮烂，捣在药末内。

种子金丸

此方治妇人血淋、白带、阴疮、阴蚀虫，并解杨梅疮毒。每一次用一丸，去腊皮，纳入阴户。如欲种子，须候行经将净后，连用一二服，即使住手，恐已受胎，反忌香气。如月经停，须防受胎，不可再用；倘经又至后，再如前法；如有别用，不妨再投。

樟脑六两（用瓦三块，分三处放炭火上，候烟吐即移下换，易成霜，用六钱）　苏合油一两　麝香三钱高良姜五钱　官桂三钱　水安息五钱　蛇床子不拘多少

将水安息、麝香、苏油三物研烂极细，加入诸药，用炼蜜为丸，如黄豆大，用蜡封之。

种子金丸

从来艰于生子，每服热药，故不惟身受热毒，且生子多患血热。此方参、附为君，佐以和暖祛毒，每日不论感与不感，不拘酒、水磨少许，抹阳上，临事温水净

去，或纳些脐中。药性温暖，用必日久月长，方使真阳渐旺。丹田壮者、强痿者、起种子、祛毒，实有神功。每锭重五分，可用十余次天。兼治蝎虫、蜈蚣咬伤，涂患处即愈。又治水泻痢疾神效，涂脐内少许。

人参一两　当归一两（与参合煎浓膏）　蟾酥一两　川附子一两　苏合油一两　母丁香一两　川乌五钱　草乌五钱　轻粉五钱　山豆根三钱　蛇床子五钱　真龙骨二钱（色红者佳）

将药再筛为细末，参归膏和成锭子。如干用白及末煎膏，湿加蛇床子末，不拘多少。

如意线方

川椒五钱　白芷五钱　罂粟壳一钱五分　黄柏一钱五分　官桂钱半　麝香二分五厘　蟾酥八分（用人乳化开）

先将桂、芷、椒、罂用火酒二汤碗煮透，以椒无辣味为度，将粗白丝线八钱没药汁内，煮半天取起，照后入麝香、黄柏、酥和匀，复没线浸之，取起，听其阴干，再浸再干，以汁完为度。临用一二时前，或烧酒或津液润之，缚茎上，临行去之。一线可用二次，解欲妇人津液嗌下即解。其线用一尺长。

房术：乳香　没药各五钱　蟾酥（葱汁拌）　肉桂锁阳各三钱　大附子五钱　冰片三分

将蟾酥用葱汁蒸化为末，丸如绿豆大。临用纸包一丸，入腰裤内，暖气赖之，用津吐化，搽龟头上，一二时热汤净之，入炉。

249

长龟方

小茴香二钱　桂心二钱　柏子仁三钱　黑附二钱白术二钱

每一日酒服三次，重二钱，止服七日，不可再服。

秘传壮阳固精酒奇妙方

淫羊藿一觔（剪边去毛）　羯羊尾（大者连肉）重一觔

头锅滴花烧酒十斤，先将羊油四两，细炙羊藿，共入坛内，用箬封口，扎紧，重汤煮一日夜，即一周时取出，入泥坛内，埋七日，出火毒。每黄昏时饮一杯，入房交媾通宵，金枪不倒，玉茎硬如铁，固精不漏如神，种子易长，真神妙方也。

涤瘘兴阳汤

肉苁蓉二两（肥大者）　阳起石（研末，一两，要云头两脚鹭丝毛者）　仙灵脾二两　山柰子二两　大附子一个（重一两余者，皮脐俱去）　官桂二两（肉桂尤妙）　蛇床子一两　大茴香一两　韭菜子二两　木通五钱　补骨脂二两　真川椒（去目拣净）一两

前药和匀，作粗末，分作十帖，每帖用水二杓，煎十数沸，去渣，加麝香五厘，乘热浸洗玉茎良久。每日洗三四次，十日后自然奇妙异常。

安息香闻香起马方

真鸦片一钱　檀香二钱　毛香二钱　麝香五分　风仙子一钱　白颈蚯蚓七条　蝼蛄七个　榆树皮末一两

上用黄雄狗肾拌匀，做成安息香点之，闻者皆举。

治腰痛神方

当归身一钱（酒洗）　川芎一钱　白芍药一钱　怀熟地一钱　金樱子一钱　淫羊藿一钱（去边）　大石斛一钱四分　杜仲（姜汗炒断丝）一钱　牛膝一钱一分人参不拘　枸杞子一钱八分　川仙茅一钱（制）　远志肉一钱　杏仁一钱　炙甘草一钱　白茯苓一钱

如腰痛岔气，倍加杜仲；腿疼加牛膝。一连服十剂，间一日又服一剂，以后每月服六剂，五日一服。

补腰益肾壮元阳补血气圣方

菟丝子（酒浸，蒸晒）一两五钱　枸杞子（酒洗）一两五钱　白芍药（酒炒）二两　怀熟地一两　怀生地一两　当归身一两（酒洗）　软黄芪一两（生用）　黄柏八分　韭子一两　白茯神一两（去骨，焙）　远志肉一两（去心，甘草煮）　山萸肉一两　广陈皮一两（去白）

上为末，酒打麦糊为丸，如桐子大，空心每服一钱五分，淡盐汤送下。治男子诸虚百损，五劳七伤。暖丹田，添精髓，壮元阳，滋肾水，种子之仙方也。

用菟丝子不拘多少，酒浸蒸一昼夜，用好酒时时洒，蒸烂，取出捣成膏，为饼焙干，为细末，用雀卵清为丸，如桐子大，每日七十九，空心好酒送下。年至五十及痿者，每菟丝子末一斛加天雄四两，以麦裹，火锻熟，削去皮脐，切成四片，童便浸透，慢火焙干，入菟丝子末，同服之，尤效。

补肾种子丸（兼治中脘疼虚弱）

生地八两（研砂仁入酒，九蒸九晒）　丹皮三两（酒蒸）　五味子三两　归身三两（酒洗）　淮山药四两（乳拌多次）　莲蕊五两　枸杞子四两　茯苓三两（去皮，乳拌）　肉苁蓉四两（酒洗，竹刀刮去毛甲）鱼鳔六两（蛤粉炒）　菟丝饼四两（酒蒸）　鹿胶五两（酒化入蜜）　山萸肉四两

炼蜜丸，桐子大，每晨服三四钱。制药勿用绍酒，用三白豆酒、花露酒。

九灵丹

此药滋阴固肾，理脾清金，种子益寿。虚劳者至宝，药性和平，常宜服之。

一治灵龟不振，二治振而不实，三治实而不勇，四治勇而不威，五治威而不坚，六治坚而不久，七治久而精寒，八治寒而无子，九治有子不齐。

白茯苓（要极坚厚者为末，水飞二次，去筋膜，用人乳浸晒，夜露七次焦干，二斛足）　怀生地（肥大者，酒浸，蒸如黑漆，人乳浸，晒九次，晒干，一斛足）　天门冬（肥大透明者，去心净，酒浸九次，晒干，一斛足）

用黑铅十斛，炼至一斛，入桐油半斛，又炼至半勺，人雄黄一两，川椒五钱，附子一两，共为细末，同炼净，铅倾成圈子，用上好烧酒十斛、土茯苓、淫羊藿、雄黄、硫黄各二两，母丁香五钱，雅片五钱，苁蓉、附子各二两，共为细末，同酒煮圈子，酒干为度，

用麝香一匕用之。

梅香春意足

鸦片三分　蛇床子五分　赤肉桂三分　阳起石五分
胡椒三粒　麝香半分

以上六味，研极细末，津调搽茎处，每次用一分。

壮精丸

此方不举者能举，不坚者能坚，不大者能大，不固
者能固。初服只可一二钱，乃养龟之法。如欲行房，先
一二时以火酒送下三钱，即坚大无比，如忌火酒，即老
酒亦可。

怀熟地三两（人乳、酒蒸）　怀生地一两（酒煮）
怀山药三两（人乳拌）　枸杞子三两　杜仲三两（酒、
醋、盐炒）　覆盆子三两（酒炒）　淫羊藿三两（羊酥
炒）　川巴戟二两（酒蒸）　厚赤肉桂二两　蛇床子二
两　北五味一两　砂仁一两五钱　锁阳三两　芡实二两
五钱　莲须二两五钱　山萸肉三两　阳起石二两　苁蓉
四两（酒洗，去鳞甲，酒煮）　川附一个（重一两二
钱，先将甘草水煮熟，后用童便煮至肉无白星，方可入
药）

上将诸药俱焙干，研极细末，用蜜三斛，炼为丸，
如桐子大，每服空心送下，其效如神。

七制补骨脂不老方

制时用三伏龙阳气，晒时用米筛，安绢，下放水
缸，取坎离交养之义，非泛泛房术比也。

补骨脂一觔，去薄衣，晒七日。一次用糯米一升，

浸泔，平浸一宿，漉起晒七日干；二次用黄柏二两，煎浓汁，去渣存汁，浸一宿，漉七日干；三次用杜仲四两，或用半勋，煎浓汁，浸一宿，晒七日干；四次用青盐二两，研碎，将骨脂捣成细末，和晒七日干；五次用胡桃肉半斛捣烂，将故纸拌匀，晒七日干；六次用上白鱼胶半斛，切寸，用蛤粉一两，拌炒成珠，播净，和前药，晒七日；七次用白蜜二斛，将前药和匀，捣千杵，丸如桐子大，清晨每用淡盐汤。初用二钱，后渐三钱，如觉燥，用鳖、雄鸡汤润之，七日见效。阳气发生，须保养百日，则先天正气接续不穷，固精壮阳，种子不老，功效无比，不可轻传。丸后须用磁瓶贮放湿地七日可服。

摇鞭丸

治阳物久倒不起，或思虑过度，或因血气不足不起。此方验过。用马户物一根（一尺一寸者佳），分为十一寸，瓦上焙干为末，放在床上，挨身之下，放十一日外，此末二两，加沉香一钱、威灵仙一两、覆盆子一两，共为末，烧酒打糯米糊丸，如枣核大，空心六七丸，滚水下。

延寿获嗣仙方

鹿茸为君，味甘酸。又云：苦辛，气温，无毒，活血散淋，治痈肿骨疽，疗虚劳羸瘦，四肢腰脊酸疼，脚膝无力，小便利，男子泄精，女子崩中，赤白带下。鹿角，味咸，气温，主恶疮痈肿，留血在阴中，小腹急痛，腰脊痛，折伤，恶血，尿血，妇人梦与鬼交。取末，和酒服，即出鬼精。鹿角胶，和骨髓，蜜煮壮阳，令有子。肉，气温，补中益气。肾，补中壮阳。

用鹿角二十觔（新鲜嫩色者佳），锯廿段，劈开，以水泡三四日，刷尽黑泥，盛锡瓶内，扎口悬胎，重汤煮三日夜，取起，泡取净汁，入铜锅内，缓火久熬，即成膏矣。熬膏开后：

真川仙茅一觔，粟米水浸一宿，木甑蒸一炷香。如此三次，以黑为度。味辛，气温，有毒，米泔水浸去汁用，忌铁器及牛乳、黑牛肉。主脚腰风冷，挛痹不能行，丈夫虚劳，老人失溺。益阳道，助筋骨。

人参一觔（去芦，切碎），君，味甘，气温微寒，无毒，反黎芦。安神定魄，止惊悸，生津通血脉。治五劳七伤，虚损，肺脾阳气不足，虚喘乏力。肺寒宜用之，肺受火邪咳嗽者禁用。

天门冬一觔（去心），君，味甘苦，气平大寒，无毒。凡用去皮、心，治肺气咳逆喘急，消痰，通肾气，止渴，疗肺痿，生痈，吐脓血，热侵肺，吐衄妄行，泻肺火，利小便，冷而能补。

枸杞子一觔（去蒂），味甘，气微温，无毒。主热中消渴，坚筋骨，强阴，益精血，明目，疗皮肤骨节间风，及风眼赤痛。

麦门冬一觔（去心）君，味甘微苦，气平微寒，无毒。治口干渴，心肺热，虚劳客热，通脉，保神，补心气。治血妄行，泻肺中伏火，疗肺痿吐脓。

真黄精一觔，竹刀切片，蜜水洗净，木甑蒸一炷香，忌铁器。味甘，气平，无毒。益脾胃，润心肺，除风湿，补劳伤。

上六味共一处，均作四份，每份药二十四两，次用水十二觔，煎熬约有一半时，将渣捞起，再用水六觔，煎熬一半，候汁取完，将渣捣烂，入滚水内泡，绞去渣，方将三合汁，铜锅内文火漫浸成膏，磁器盛之，听用。

为丸末药开后：

大生地十二两，酒浸一宿，用益智仁二两，拌匀，砂锅、木甑蒸一柱香，去益智仁，君味甘苦，气寒，无毒，忌铁器、莱菔。地黄微温，大补血衰，滋肾阴，益气力。主血虚劳热，产后脐腹痛。生地大寒，凉血生血，补肾水、真阴不足，主妇人崩中不止，及产后血上冲心，胎动下血，瘀血、衄血、吐血。胃寒者斟酌用，痰膈不利者，姜汁炒用。制净，只用八两。

怀山药四两（炒），臣，味甘，气温平，无毒。生肌肉，止腰痛，滋阴，补心肺不足，疗烦热，涩精，治健忘。

生芡实四两（捡净，炒），味甘，气平，无毒。主温痹，腰脊膝痛，补中益精气，强志。

覆盆子四两（去蒂，酒蒸）臣，味甘，气平微热，无毒。主男子肾虚，精竭阴痿，又能令发不白，女子食之有子。

真沙苑蒺藜四两（酒蒸），君，味苦辛，气温微寒，无毒。明目，破恶血，疗喉痹、乳难、身体风痒、肺痿、小儿头疮，止遗沥、泄精、溺血。

菟丝子（淘净）四两，酒蒸捣。君，味辛甘，气平温，无毒。疗虚寒、腰痛膝冷，补精强阴，坚筋骨，治茎中寒，精泄尿血。

以上六味，滋养真阴，益肾生精。

白茯苓四两（去木），臣，味甘淡，气平，无毒。

柏子仁（纸包，压去油）四两，君，味甘辛，气平，无毒。用扁叶者，名侧柏。主惊悸，益气血，治恍惚、虚损、腰重痛，润肾燥，去头风，兴阳道。

山萸肉五两（酒洗，微焙），味酸涩，气平微温，无毒。凡用去核，能涩精补肾，兴阳坚茎，添精，止小便，暖腰膝，疗耳鸣，治止女人月水不定，老人尿不节。

以上三味，培心经不足之血瘕，山萸荣肝而心血始生。

肉苁蓉（嫩肥大者，酒洗去鳞甲及内白卤，新瓦焙干，取末）三两，味甘酸，气微温，无毒。强阴益肾，暖腰膝，续筋髓，补命门相火。治男子绝阳不兴、泄精、尿血、遗沥，女子绝阴不产、血崩、带下、阴痛。

补骨脂（盐水浸一宿，黑芝麻同炒，去麻）三两，主四肢疼痛，骨髓伤败，阳衰，肾冷精流，腰膝痛、囊湿及妇人血气。

按二味假鹿胶、仙茅之力，益命门真阳之精。

牡丹皮四两（酒拌炒），主虚劳骨蒸，泻阴火，除癥坚、瘀血留肠胃不散，衄血吐血，女子经脉不通，血

毓麟验方

沥，腰疼，产后一切冷热血气，疗痈疮，排脓止痛。

浮小麦（取净末）四两，炒，除热，止燥渴，利小便，养肝气，治暴淋；止盗汗，治骨蒸肌热，女人劳热。

以上二味，清醒胃气，毋令一毫混杂，邪气存蓄于中，使补血、生精、益气等药，尽复于本源矣。

何首乌（竹刀刮去皮，切片，黑豆煮汁拌，蒸焙干）四两，忌铁器。雄者赤，雌者白，须雌雄并用。主瘰疬，消痈肿，疗头面风及膝痛，益血气，黑须发，长筋骨，补精，令人有子。

女贞实（去皮，酒拌，蒸焙干）四两，补中养精神，蜜酒拌，九蒸九晒，服之黑须发。

以上二味，滋养真阴，乌须乌发。

以上共为细末，用前鹿角胶十两，药胶十八两，炖开，搅匀，和蜜为丸，如桐子大，每早百丸，用太极膏调汤送下。服此丸以补先天之不足，晚服资生丸健脾消导。

熬太极膏方开后：

人参一勖　枸杞子一勖　天冬一勖　麦冬一勖　生地一勖　金钗石斛一勖

酒洗，另熬汁三次，去渣，入药汁同熬成膏。能壮筋骨，疗脚膝软弱，强阴益精，长肌肉，治胃中虚热、皮肤邪热。

前五味共一处，均作四份，熬汁三次，存汁于瓮，渣捣烂，入滚水内，绞汁候完，入锅内缓火慢熬成膏，收入磁罐内，每早任意用一二匙，黄酒化开，或滚水亦可，服前丸药。

丸药内加川断三两，酒浸用。调血脉，疗金疮、痈肿，止痛生肌，续筋骨。治妇人乳难产，及崩中漏血、腰痛、小便缩、泄精，温子宫。

张真人祈子法：

苏老泉曰：洵尝于天圣庚午年重九日，至玉局观无碍子卦，肆中见一画像，笔法清奇，云：乃张仙也，凡人乏嗣者，求之，有感必应。因解玉环易之，洵此时尚无子嗣，每日露香以告，求之四年，乃生轼。又二年生辙，性皆嗜书，乃知真人急于接物而无碍子，言不妄矣。故识其本末，使后之祈子者，于此加敬。云眉山苏洵谨识。

一祭品用细糯米粉，团如弹子大，煮熟，染五者：青、黄、赤、白、黑五般，枣汤三盏，茶汤三盏，果三品，酒三盏，鹿脯一方，香一炉，烛二炬。如无鹿脯，以羊代之。祭文一通，红纸书之，粘板上，置于香案，祭毕，揭焚之。祭期用春秋上旬吉日，或祭丁日亦可。

一祭仪摆列齐整，须夫妇列拜，先行四拜，礼诣香案前，三上香，三进酒，礼拜真人宝诰七遍，志心皈命礼。

文昌示化嗣录典官伏羲，升钱感老人之铁弹，西湖垂钓，得度世之仙方，邪魔见弹以藏踪，疫疠羞闻风而远疹，咸池无犯天狗，何伤褓。应眉山兆三苏之灵裔，法传雷杼周四目之神君，嗣求永赖以绵长，宗派因之而

259

不绝，有求必应，无顾不从。

大慈大悲，大仁大孝，灵应祖师，广恩赐嗣，白鹤得道真人。

拜完取告文，跪读讫，置于香案，再拜四礼，揭告文，于香炉内焚之，俯伏叩三首起，作揖而退。

一告文武：维，某年岁次，某年某月某日，某人，敢昭告于：

真人曰：惟神好生，化行四海，某，忝居末品，艰于嗣息，谨依遗教，瞻奉尊颜，仰望。

神兹曲从愚顾，谨依品仪，用申告祭，尚响，若得子而祭则改仰望为仰赖，曲从为曲，遂告祭为报祭。真人惟尚淡，不用钱马。

补肾仙方

菟丝子一觔　山药四两　枸杞子四两

炼蜜为丸。

神效种子丸

遵方修合，服之必有孕。

吴茱萸　白及　白蔹　白茯苓各一两　牛膝　细辛各五钱　菖蒲　白附子　当归三钱　厚朴　桂心　人参各四两　乳香三两（去油）　没药四两

上择壬子日修合。炼蜜为丸，如红豆大，每服十丸，空心好酒送下。男子服之，补精益气；孕妇服之，即生双胎；无夫者，不可服。

秃鸡丸

四川太守七十无子，服之连举三子，其妻阴痛，憎药之功，撤撤于地，公鸡食之，每日狎雌鸡数十次，头毛皆秃故名。

肉苁蓉（酒浸）　蛇床子　五味子　远志肉　莲蕊　木香　山药　沉香　益智各一两

蜜丸如桐子大，空心酒下三十丸。

降珠丸

黄天官妾，年廿七岁，服药二十七天有孕。余药送同僚秋侍郎妻，年三十四岁，服之一月有孕。魏检讨妻，年四十，服之四十日有孕。

秦艽　桂心　杜仲　防风　厚朴各三分　牛膝　沙参　干姜　制半夏　白蔹各五钱　附子　白茯苓各一两五钱　人参一两　细辛一两一分

蜜丸　绿豆大，每服三十丸，空心米汤下，有孕勿服。

阴贼方

母丁香　麝香　乳香（去油）　沉香

等分为末，上药津吐为丸，如桐子大；每用一丸入阴户，一丸入马口，进炉少住一二刻，行事如意。

又方：五倍子　远志各二钱　蛇床子三钱

各为末，以二三厘，津涂玉茎，入户而行，不必解。

金玉连环

远志　蛇床子　紫霄花　鸦片　肉桂　细辛　阳起石各二钱　麝香五分　川附（制）　锁阳（鹅油炙）母丁香各三钱（葱汁浸蒸）　川蛤蚧一对（头尾俱全）

毓麟验方

蟾蜍酥（人乳制过）一钱　海狗肾一个　云南虫两对

上各研极细末，炼蜜丸，如梧子大，石青为衣。用法：申时吐津调化，搽在龟头玉茎上，临时温水洗去药末，入炉暂停一会而行。每用半丸，不用解。

如意丹

官桂　木鳖子（去油）　　白矾七分

上药各一钱，水五碗，煎三碗，男女俱洗茎、户而后举动。

又方：母丁香　子丁香（俱晒干为末）各一钱　鸦片（藏腰边待干）　蟾酥（切片，火酒半盅，浸三日）各五钱　冰片　淫羊藿一钱（酥制羊油亦可）　麝香五分（为末）　葱　姜各汁三匙。

上将蟾酥研烂，夹水煮一炷香，次下母子丁香、淫羊藿，再夹水煮三滚，然后下鸦片、麝香。再煮一滚，次下葱、姜汁，待滚下冰片，离火，推油纸上晒干，入磁瓶内封固，不可出气，每用一厘。同时日中以火酒一匙研化，搽上，待干而行走，临干时必须以温水洗净茎上之药，然后入炉。一方加金樱子三钱，一方加龙骨二钱在内。

又方：海螵蛸　赤石脂　远志肉（炒）各一钱　沙苑蒺藜（炒）二钱　草乌九分（面包裹煨）　蛇床子（炒）二钱（以上俱先下）　石燕　蛤蚧各一对（火酒煅五次）　紫霄花（炒）　木鳖子（去壳）　龙骨（火酒煅）　莲蕊各三钱　阳起石（火酒煅一次）　锁阳（炒）　牡蛎（煅）各二钱（以上第二次下）　桂

心一钱　蚯蚓（瓦上焙燥）　鸦片各二钱　晚蚕蛾四对（焙）　母丁香（晒干为末）　淫羊藿（酥油制）各三钱（以上第三次下）　蟾酥五钱（烧酒一盅浸三日，研碎）　雄狗胆一个（入麝二钱，搅匀，悬风中七日为度）　冰片二钱

以上各药俱为极细末，先将蟾酥倾入白饭碗内，夹水煮一滚，将各药依次而下，煮数滚，再加葱、姜、蒜汁各三匙，待滚放，方离火，摊油纸上，如香茶搽，阴干，收磁瓶内，不可出气，每用一厘，悉照前方之法。

暖脐膏

阳起石　蛇床子　香附子　韭菜子　硫黄　麝香　大枫子肉各五分　土狗七个（去翅羽，炒）

蜜丸豆大，油纸封脐内，欲泄则去之。

种子金丹

地龙（即蚯蚓，要白颈者，为雄三条，去泥晒干）细辛一钱（研炒）　紫霄花一钱（研，晒干）　母丁香五分（晒干研）　诃子肉一钱　龙骨一钱　雄蚕蛾七个（去翅、足，尾尖者为雄）　肉桂一钱　蟾酥一钱（酒浸晒）　蛇床子一钱　仙茅（晒干）一钱　胡椒十粒　淫羊藿一钱　生附子一钱（晒干）

为末，烧酒为丸，黄蜡为衣，申时用烧酒调化，擦阳物茎上，晚热水洗去，一粒可用二次，不用解。忌烧酒，吃则痿而不泄也。

固阳丹

荆芥　干姜　艾叶　柏子仁　枣仁　甘草　益智仁

枸杞

各等分，研极细末，每服三钱，只服七日。

又方：紫霄花　官桂　母丁香

研细末，各二分，津涂茎上，甚久长。

又方，白枯矾　干姜　蛇床子　狗骨灰　胡椒各二
分

研末，津调涂茎上。

又方：以六七年种韭菜地上掘出蚯蚓，以新磁碗底
用竹片圈之，将蚯蚓入内，上用麻布盖之，又以轻粉筛
在上面，则蚯蚓出汗而自死，即以蚯蚓晒干为末，搽龟
头上，久而自泄。

又方，一粒丁香八粒椒，细辛龙骨海螵蛸，蟾酥豆
大一粒儿，二八佳人摆折了腰。

一次用三厘，各等分，津吐涂茎上，出炉自解。

固坚散

附子三线　母丁香　蟾酥各二分　麝香一分　鸦片
一分　红头颈蚯蚓五条（瓦上焙干）

上为末，津调搽茎上二三分。

强壮丸

母丁香三分　樟脑一钱　土狗三个（去足、羽、
炒）　独葱一个（去皮）　麝香一钱　金丝木鳖一个
（去皮油）　硫黄一钱

共为末，入芋芳内，同荞麦面裹之于糯米饭上，蒸
熟取出，捣烂为丸，如桐子大，每用一丸，入脐内，以
膏贴之，待药行自举而后战，战久烦厌，去药则泄矣。

第一妙锭

真川附（焙干）　川乌（炒）各一两　草乌　明雄苏合油各五钱　紫霄花　五倍子　山慈菇　大厚肉桂蛇床子　金丝木鳖（去油）各三钱　母丁香　蟾酥　水安息各八钱

共为细末，以白及熬膏，和药入臼内，捣千杵为度，印为锭子。每用时先于午刻，酒磨二三厘，搽头茎内，待其自干，不得走擦。至晚将欲行事，必须洗去。此第一妙药，非比寻常，临阵自知其妙，不可形容。

杨妃不寐方

荜拨五分　北细辛六分　黄丹三分　川椒四分　麝五厘　飞矾一分　蛇床子一钱

七味研极细末，密丸，如黄豆大，嵌入马口，送入阴户，然后行事，不惟耐久，更能种子。

益肾丸

沉香　乳香（去油）　没药（去油）　菟丝子各五钱　小茴香一钱　破故纸五钱（酒浸）　核桃四十个（去壳）

共为末，炼蜜为丸，如桐子大，空心酒下三钱，久服不泄。

真人保命丹

酸枣仁　人参　白茯苓　天门冬（酒浸，瓦上焙燥）

以上各三钱为末，临卧酒下三钱，力可通宵。

毓麟验方

铁钩丸

熟地　肉苁蓉　樟脑　冰片各三钱　滑石二钱　海马一对（炙）　雄麻雀肉一个（去嘴、爪，止取净肉，不可见水，用盐、酒浸过，焙干为末）

以上各为末，蜜丸，桐子大，每服三十丸，乳香汤送下，略饮酒少许，服至九日，玉茎渐长，九日后则不衰矣。

许大师种子方

归身四两　鹿茸三两　淫羊藿八两　甘枸杞四两仙茅八两

共为粗块，入绢袋内，悬坛中，入无灰酒二十勺，用面封口，重汤煮三炷香为度，将药取出，晒干为末，炼蜜丸如桐子大，酒埋地中七日退火气，每早晚空心饮酒数杯，吞药数十丸，初服药酒时戒房事二十一日，至廿一日之后随饮，行一月一泄，探囊种子，其效如神。晚上必须服药后方吃晚饭。

聚精丸

黄鱼胶（白净白）　一觔（切碎，三蛤粉炒成珠）当归身四两（白色者佳）　沙苑蒺藜八两（马乳浸二宿，隔酒蒸一炷香，取起焙干）

上为细末，炼蜜丸如桐子大，空心服，每服八九丸，温酒、滚水俱可下，忌食鱼并牛肉。一方加蒺藜三两。

舌底藏春

好人参切作豆大，用生鸡蛋一枚，捣孔出黄，只留蛋清在内，人参于中，仍封固，同放在哺小鸡蛋筐中，令母鸡伏之，俟小鸡出时阴干，临行事时将一片藏舌底下，春意勃然，不可名状。

又方：以一枝大参放入蛋中，哺之三次，以参含口内，采战不泄更妙。

千金一厘散

人参、归身各四两，川椒二两（用水熬膏），再加蟾酥四钱（人乳拌浸四、五次），麝香一钱。上药搅匀，收贮磁器内，封固不泄气，临事用一厘，搽头上一个时辰，方以温水洗去，然后行事，其效不可尽述。

黑驴丸

黑驴内外肾一副（俱全，用竹刀切薄片，酒洗净血水，晒干，用桑叶或柳叶铺，蒸一炷香，取起晒干，用陈壁土炒，再埋地内一炷香，取出研末）　大黄豆芽一觔（童便煮熟，晒干）　京黄米八合（炒黄）　黑芝麻八合（炒）　石莲肉六两（去心）　山药八两　白茯苓四两　乳香三钱（去油）　朱砂三钱

上为细末，用雄猪肚一个，去油净，将前末药装在肚内，蒸五炷香，捣烂如泥，丸如龙眼大，晒干，临晚酒下一丸。如药散难丸，加蜜少许亦可。

暖炉解痒丸

以吴茱萸装满牛胆内，阴干，去胆皮，将茱萸研末，炼蜜为丸，如龙眼小核大，纳阴户可以解痒，其暖如火。

毓麟验方

补元起潜秘制神丸

人参　鱼胶（赤石脂拌炒）　枸杞子各八两　鹿茸
（酥炙透）　山萸肉（炒）　杜仲（炒，断丝为度）
韭子（炒）　淫羊藿（去边，羊油炙）　雄蚕蛾（焙
干，去头、足、翅）　沙苑蒺藜　鹿角胶各四两　赤何
首乌各十两（切片，此二者俱要大而鲜者，黑豆九蒸九
晒）　五加皮　葱子（炒）　巴戟天肉　野蔷薇子　淮
生地　肉苁蓉（酒洗鳞甲净）　覆盆子各三两　大茴香
一两（炒）　羚羊角四两（锉末用）　破故纸六两
（炒）　川牛膝（酒洗焙干）　益智（炒）　远志肉
（甘草水浸，炒）　当归身（酒洗焙干）　桑螵蛸（焙
干）各二两　黑驴内外肾一具全副（用水洗净，黄酒煮
熟，切片，新瓦焙干为末，不可烂）　黄狗内外肾五具
全副（用水洗净，黄酒煮熟，切片，新瓦焙干为末，不
可烂）　鸽蛋百枚（酒煮，切片，焙干为末，带壳用）
大鳖头一个（连颈至甲边切下，微用酒煮干，为末）
哺退鸡蛋七枚（带壳酒煮，焙干为末）

　　上三十七味，各依法制为末，炼蜜，和鹿角胶为
丸，如桔子大，每服三钱，每早晚二服，以酒送下。至
一月有奇验，若能久服，弱体变强，筋骨精壮，服四十
即止，故早晚二服也。如得常服，则晚不必服。此系大
内秘方，外加海狗肾一具、附子（制好）二两，其效更
速。又用人云：鹿角胶一味，石斛四两，酒浸一宿，
蒸，晒干为末，桑螵蛸当用四两，用桑叶煎汤，拌湿过
宿，上下用桑叶铺盖，蒸一炷香，焙干为末，瘦长者方真。

种子宫神方

生附子　紫苏　甘草　甘遂　薄荷　樟脑　阳起石

上七味各一钱，共研细末，用新瓦杯入药末在内，又盖一新瓦杯，上下合紧，旋转无缝，用米醋调面封固其口，入炭火内，先试微火，后加旺火，炼一炷香，其丹升于杯上，去火存性，即行取下。外加麝香一分、冰片一分、蟾酥一分，共研细末，捣大葱白取汁，同蜜为丸，如绿豆大，以铅粉为衣，收干，入锡瓶内，黄蜡封口，每于未申之时用一丸，加津唾，将丸于龟头上擂丸为度，不可入于马口，临行时用温水洗去，然后行事，出炉片刻，复入即解，此经久种子之良方也。

双美丹

母丁香二钱　紫霄花三钱　桃毛一钱　麝香三分
紫茄花（鲜）一两（晒干）　真鸦片一钱　白龙骨二钱
（火锻）　石榴皮（干燥）三钱　锁阳一两（酒浸三日，晒干）

上九味为末，用白蜜为丸，以右手中指入炉中少停，交战用九浅一深之法，不用解，即名美人一锭金也。

雀儿饼

专治男子虚百损，五劳七伤。暖丹田，添精髓，壮元阳，滋肾水，种子之仙方也。

菟丝子不拘多少，酒净，蒸一昼夜，用好酒时时晒蒸烂，取出捣成膏，为饼，焙干为细末，用雀卵清为丸，如桐子大，每日七十丸，空心送下，年至五十及痿者，每菟丝子末一勺，加天雄四两（附子制之得法则可，若云天雄则断不可也），以面裹，火煅熟，削去皮脐，切成四片，童便浸透，慢火焙干，入菟丝子末同服之尤妙。

神效洗方（程梓园验方）

锁阳一钱　阳起石二钱　荜拨一钱五分　石榴皮五钱　淫羊藿一钱　紫霄花一钱五分　蛇床子一钱　生附子一钱

长流水七碗，煎三碗，早晚洗，如冷再热，再洗每日洗三五次，阳事大起，妙难尽述。

又洗阳方

蛇床子　地骨皮　紫荆皮　紫霄花　防风　甘松　乌梅肉　藿香　川椒（李相传仇方）　痿加丁香三钱，鸦片三钱。九种药等分各一两，研细末，每一次将药末一两投入夜壶滚汤内，用小竹签搅匀，浸阳物放入壶中二三刻，候汤温冷方止。次晚将壶于铜锅上温热，如前浸洗，七日后另换，浸时洗更好。

制环方

照前方，用黑铅三勺　溶化，投入前药一种，药过取出冷定，埋土一宿；再溶化，又入药一种，取出冷定，埋土一宿。如此九次，九药俱尽，每种药三两，足一圈，次打成铅条制环，合前药九种，同煮锅内，定三炷香取出，埋地一宿，安在瓶内封固，用时取出。

十精丸

枸杞子（天之精）　地黄（地之精）　甘菊花

（日之精）　茯苓（月之精，人乳浸一宿）　天冬（星之精）　菟丝子（金之精）　肉苁蓉（水之精，酒浸一宿）　川椒（去子，火之精）　山萸肉（土之精）官桂（木之精）

各等分两为末，面粉为丸，如桐子大，每服二十九，空心淡盐汤送下。此药平淡，无忌又无毒，不问老少，服之大有精神。

又紧乾妙方

用绿皮生柿子，剥皮来用，不拘多少。用好南酒浸透，挂在五日色处风干，每一两用五味子十粒，生白矾四钱。共研极细末，以吐津为丸，如圆眼大，先一二时入炉内，紧妙难言（少加麝香）。

杏花天方

菟丝子　蛇床子　五味子　阳名子①

各一两为末，酒糊丸，绿豆大，无有不效。能治老人阳痿不坚，功力最大。

引动春

百花蕊（晒干）一两　柳絮花三钱　闹羊花三钱紫霄花三钱　麝香一分

共研细末，用一钱于酒、茶内或饭内，则其情自动矣。

玉燕投怀膏

用真川附子一个，重二两外者，用竹签钻眼孔，四

① 阳名子：原注"名"字下有"此字查"三字，恐有误。

毓麟验方

周上下钻遍，以黄酒半勺，流贮磁罐内，煮一炷香，不可多煮。虎胫骨二钱（酥炙）、真沉香二钱、真紫霄花一钱、龙骨一钱、麝香三钱、海螵蛸二钱。先将此六味研极细末后，和附子捣如泥，分作四十丸，不可增减，每常可用一丸塞在脐中，外用膏药圈封固，免其泄气，如欲泄，须三日前先去此丸。

阴阳大造丸

用初已连蚕蛾一对，将地下肥葱一枝不可拔起，去尖，将蛾不可拆开，塞入葱管内，以线扎固葱尖，俟葱略有黄色取起，挂透风被荫处，不可见日，等葱干透酥脆取下，碾为细面，加当门子等分装好，不令出气。用时将少许津涂龟弦上，片刻即起。欲解，用朝松罗茶叶嚼烂，以唾咽下即解，二人俱要吃。

暖脐膏

母丁香不拘几个，川附子一两，煎数次，研末，入麝香少许，如豌豆大，置平常膏药内，贴之脐上行事妙。

助阳丹

黑芝麻一勺（要皮肉俱黑者）　淫羊藿一勺（羊油酥炙，铜刀去边毛、梗）

共为末，捣烂，蜜丸如弹子大，每日清晨服一丸，盐汤下，久战不泄。

十三太保

龙骨一钱（酥炙）　柏子仁一钱（去油）　母丁香一对　当归一钱　熟地一钱　虎骨一钱（酥炙）　肉桂

一钱　锁阳一钱　附子一钱（葱煮）　　茯神一钱　鹿茸六分　仙茅一钱　全体肥短人参一枝

上十二味药，水一碗，煎八分，渣煎六分，用布将渣绞干，共合一处，微火熬至四分，入茶盅内，用人参浸药汁内，重汤煮之，汁干为度，取参风干，用第一次新下热鸡蛋一个，穿一小孔，去内黄白，放参在内，以桑皮纸封固，与母鸡抱，俟蛋裂为度，大约抱鸡须六七只为妙，喂母鸡用黑芝麻，黑料豆炒熟，打碎拌以硫黄喂之。吃参一分，可当一两。服此参分余，助阳坚久，久战不泄。

还元固本蛋

用小母鹅七只，长大头生鸡蛋七个，每一日用三斗白米煮，蛋熟成饭取起；第二日再用三斗米，添蛋一个同煮，共二蛋；第三日再用三斗米，添一蛋同煮，共三蛋。以至七日，共煮过七蛋。第八日吃第一蛋，第九日吃第二蛋，以至十四日，吃尽七蛋，阳物坚久，长大一倍，有三倍之功，添精长髓，久战不泄。

久战方（试验）

番木鳖子三十个（用面裹，茅草里烧灰存性）　　炒黑山栀三钱　蟾酥三钱

共为末，银盒装好，贴身温带，不可冷放出气，每用三厘探龟茎上。

生发：侧柏叶不拘多少，阴干，和油涂之，其发骤生且黑。

滑阳：榆白皮晒干为末，凡行事艰涩，以津调少许

抹玉茎上易入。

玉容散

白僵蚕三钱　白附子二钱　猪牙皂角四两　藿香三钱　陀僧五钱　山奈五钱　白芷五钱　麝香少许

共为末，每日酒调，洗面如玉

香玉散

白檀　排草

各一两为末，暑月汗出常用，遍体生香。

壮阳：用天萝子、韭子、蒜子、葱子、萝卜子，以韭菜地白颈蚯蚓一条，照蚯蚓所重分量，即与前五子等分，煎汤，俟水温时，将阳浸在汤内，一盅热茶时候取出，次日红肿不妨，三日消好则壮大矣，不可再泡，恐长大不止。

红粉妆

杏仁（去皮）二钱　滑石二钱　轻粉二钱

共蒸过为末，入冰片五分，胭脂调匀，晒干，洗面毕，鸡子清调搽脸，红腻动人。

生光散

密陀僧（如金色者）一两

研极细，用乳或蜜调和如薄糊，每夜略蒸熟，搽面，次早洗之，半月后面如玉镜，兼治鼻渣，宫中第一妙方。

洗面如童：大枣七个　黄柏三钱　木瓜二钱

各炒匀，煎汤洗面，旬日后容面如童。

容面：好水粉五钱　白果十个

共捣烂，搽面如桃花色。

桃花粉

宫粉十两　蜜陀僧二两　银朱五钱　白及一两　寒水石二两　麝香一钱

共为末，鸡子清调磁罐，蜜封蒸熟，取出晒干，再研细极，水调搽面，颜色如桃花。

梨花妆

宫粉十两　蜜陀僧二两　轻粉五钱　蛤粉五钱　白檀二两　麝香一钱

共为细末，每日鸡蛋清，和水调搽，面色如梨花。

香油

油二觔　白芷　甘松　山奈　细辛　藁本　紫草各五钱　排草一两　威灵仙四十条　鹿角菜二两　合油二钱　丁香二钱　广零五钱

共入油内，隔汤煮四炷香，再晒七日，加冰片一钱。

香茶饼

孩儿茶四两　桂花一两　薄荷叶一两　棚砂五钱
甘草膏做饼，口含咽下，美味香甜。

遍春宫

母丁香八粒　鸦片　蟾酥各二钱　麝香　白及各五钱

共为细末，烧酒调，丸如桐子大，行房事化开擦玉茎上，久战不泄，不必解。

毓麟验方

百声娇

远志肉　蛇床子　五倍子各三钱

共为细末，每用五厘，津调肚脐上，可久战。

玉容肥皂丸

白芷　白附子各五钱　白及　白蔹　白檀香　弃蔚子各一两　排草三两　白丁香　冰片各一钱　丁香五钱　麝香七分　苏合油二两　肥皂二觔

共为丸，盐、酒蒸烂，加蜜大丸用。

固精丸

小茴香二钱　柏仁　白术　黑附　桂心各三钱

共为丸，空心温酒下，每日三服。

双美丹

细辛　螵蛸各三钱　母丁香二个　川椒十四粒　龙骨三分　大附子三分

上共蜜丸，如豆大，烧酒调涂龟头上二三。

永春果

白果一觔（去壳）　母丁香（打碎）一钱　麝香一钱

以干烧酒二觔，用磁瓶将药放入袋内，入烧酒瓶内，再将烧酒灌入，封固瓶口，文武火隔汤煮，以酒干为度，用时一更一枚。

暖炉丹

白及五分　麝香三分　木鳖子九个

为末，炼蜜为丸，入阴户内，彼此甜美不泄。

倒提金

吴茱萸　青木香　硫黄　麝香

各为末，津调入阴，女必恋恋。

悄悄紧

石榴皮　菊花叶　柿子蒂　海棠树皮　白矾

各等分，水一碗，煎八分，温洗阴户，如童女。

双美丹

蛇床子　龙骨　丁香　沉香　云香各一钱二分　广木香轻粉各一钱　桂心　细辛　枯矾　麝香各三分

为末，蜜丸如黄豆大，金箔为衣，晚饭前用一丸，入阴户妙甚。

揭被香

沉香三钱　木香三钱　檀香　速香　蛇床子（去衣微炒）　丁香　龙骨　紫霄花（酒洗）　远志肉（甘草水煮，去心）　荜拨（去芦，去心）　川椒（去子）排草（去排）　桂心（去蒂）　白芷各三钱　麝香　苏合油　安息香　吴茱萸（去芦）　蟾酥（乳汁化）上各一分　枯矾少许

共为末，炼蜜为丸，如蚕豆大，焙干，用黄蜡收好，临时入户一丸，衣香七日不散。

香尽春归

用韭菜地上的蚯蚓四十九条，盛磁碗内，以铅粉五钱研末，筛蚯蚓身上，候粉黄色，取起蚯蚓放之，和鹿香五分，唵叭香、上好真水安息各二钱，以火酒研为泥，内用上好香料候干点之。男人闻之，其物即起；女

毓麟验方

人闻之，其心则思，香尽则止。

通宵乐

用活耗子七叶，肝取出，装猪胆内，带胆水煮，煮熟取出，阴阳瓦焙酥，捶碎，用前胆水为丸，不可出气，棉花包，塞耳内，阳物即起，万战不泄，取肝丸出则泄。

外洋进阴上闺中铁柱杖（珍藏不可轻传）

紫霄花五钱　木通五钱　阳起石三钱　透明雄黄五钱　吴茱萸二钱　桑螵蛸一对　黄狗肾一对　晚蚕蛾十二个（生子者佳）

上药共为细末，化蜡为丸，如芡实子大，欲交合早一时辰，握于掌中则阳坚久。

双羊肾

生羊肾一具　沙苑蒺藜四两（隔纸微炒）　淫羊藿四两（铜刀去边毛）　穿山甲四两（要真）　桂圆肉四两　苡薏仁四两

用滴花烧酒二十觔，浸三、七日，随量时时饮之，种子延年。

醉仙虾

附子五钱（甘草汤煮）　肉桂五钱

煎浓汤一杯，掺以滴花烧酒一觔，将活大虾浸透，晒干，屡浸屡晒，展尽酒汁，收好，服二三枚，久战不泄。

畅春丹

大附子一个（重一两五钱）　母丁香　蟾酥（火酒

浸化，或人乳锻化亦可）　　淫羊藿　蛇床子　紫霄花
甘草　破故纸以上各四钱　肉桂二钱　人参五钱　锁阳
五钱　麝香一分

研极细末用，鹿角胶三钱（溶化）、白及末三钱，
合前药和匀，杵成粗条，用磁瓶收，须用午时吐津，磨
药二分，搽龟茎上。再余药涂脐内，临睡时用温水俱要
洗去。

益春丹

鸦片　蟾酥各一钱　冰片　麝香　肉桂各五分　母
丁香一个　五倍子五分

共为细末，用鸡子清为丸，如绿豆大，用时火酒化
开，敷龟头，临行时用温水洗去，用甘草水解。

春趣宜人膏药

川附一个（重一两六钱，切片）　　巴戟天二钱　肉
桂二钱　母丁香一钱　锁阳二钱　肉苁蓉二钱（将米泔
水浸去盐味）　荜拨一钱五分　吴茱萸一钱五分　仙茅
一钱五分　当归二钱　生地三钱

将麻油一觔，入十一味油内浸二日，煎枯，去渣
后，入铅粉八两收成。后加鸦片、蟾酥、麝香、牛黄、
龙骨，离火加各二钱，将大红缎摊贴脐上。

萃仙丸

沙苑蒺藜（出同州红黄色好，瘦薄者不用，四两为
末，四两煎成膏）　　芡实四两　白莲蕊四两（金色者
好，赤白者不用）　覆盆子二两（酒浸蒸晒）　菟丝子
饼二两（新肥者好）　　山萸肉四两（净酒浸，九蒸九

毓
麟
验
方

晒）　川续断二两（打断，有烟者好，酒浸一宿，晒干）　枸杞子二两（甘州鲜润者好）　真龙骨五钱（五色者佳，以童便淬七次，若欲种子，以金樱子膏二两代之）

外用蜜十两炼熟，共为末，淡盐汤下三钱，忌行房事四十九日。

还少丹

熟地黄二两（九蒸九晒，不见铁器）　甘枸杞二两（红小鲜明者好，去枝梗，酒润捣烂）　山药一两五钱（白色者）　牛膝二两五钱（去芦，酒拌蒸熟）　远志肉一两（甘草汤浸一宿，去骨晒干）　山萸肉一两（酒润，拣去核，慢火焙干）　白茯苓一两（去皮筋，乳拌）　巴戟天一两（酒浸一宿，去心）　石菖蒲一两（刮去皮毛，微炒，不见铁器）　杜仲一两（削去粗皮，盐、酒拌炒，去丝）　五味子一两（蜜水浸蒸）　苁蓉二两（酒浸一宿，刷去浮甲，劈破，去心中白膜）　楮实子一两（水淘去轻浮者，酒浸一日，焙干）　或加何首乌四两（更妙）　大茴香一两（去子，盐水炒）

上为细末，炼蜜同枣肉为丸，如桐子大，每服三十丸，温酒或盐汤下。食前日三服，五日觉有力，十日精神爽，半月气壮，二十日目明，一月夜思饮食，冬月手足常温，久服令人身体轻健，筋骨壮盛，光泽不老。更看体候加减：如热加山栀仁一两（微炒）；心气不宁加麦冬一两（去心）；少精神加五味子一两；阳弱加续断一两（酒浸一周日，焙干）。大补心脾肾胃，一切虚损，神气俱耗，筋力顿衰，腰脚沉重，肢体倦怠，血气羸乏，小便滞浊。常服固齿，无痔疝，妇人服之，容颜光泽，暖子宫，去一切病。此方缓补心肾脾胃，正合《内经》"劳者温之，损者温之"之义。

前刘无方

桑椹一勺　沙苑蒺藜一勺　甘枸杞一勺　鱼鳔一勺　肉苁蓉半勺　菟丝子饼一勺　何首乌一勺　黑豆汁一勺

保元锁真至宝锭丹

红山栀仁（用好火酒浸一炷香，晒干，如此三次为度）三钱　真鸦片三钱　上拣人参二钱　真蟾酥二钱　真麝香五分

以上五味为细末，再加真川椒三钱，川吴茱萸三钱，熬膏成，将药和为小锭，金箔为衣。

固精不泄膏

胡椒二钱　川椒三钱　麝香一钱　蟾酥一钱　鸦片一钱　大附子五钱（不见火）　风茄子五钱　石燕一对（火酒炼过，再用火酒煮透）　蛤蚧一对（火酒煮干为末）

共为细末，和匀，以白及打糊，调末药三钱为膏，临用以绢缚左手寸口，少时即泄。此药用磁罐封贮，不可令气泄，一料可用数次。

又方：用雌雄狗胆各一枚，倾出和匀，加川椒、肉苁蓉各三钱，研极细末，和匀，仍入胆内缝固，挂风前阴干，临用时以津化一二厘于龟头上，欲止，扯出稍冷，复入即泄。

毓麟验方

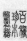

又方：用雄狗胆一个，入鳖头末一个，阴干，如前方用法，入炉胀满，冷水解。

养龟方

硫黄一两溶化，以上好朱砂一两，研极细末，搅匀，藏绫带内，束根上，妙不可言。

煮铅圈法

人参　附子　干姜　肉桂　丁香　川椒各二钱　蛇床子一钱　硫黄一钱五分

以火酒二碗，煮干为度。

封脐膏

甘草　甘遂　麝香　葱汁

丸为皂子大，纳脐内，用膏药封之。

揭被香

零零香　甘松　山奈　木香　沉香　白芷　木通蛇床子各一钱　紫霄花　柘矾　海螵蛸各五钱　丁香麝香　冰片各一分

蜜丸如黄豆大，每用一丸纳户内。

白绫带

大附子　淫羊藿　蛤蚧　阳起石（提七次）　蟾酥一两　上各等分　麝香二钱

共为细末，入绫带内，束根上。

白果方

用白果浸烧酒，加麝香少许，每服一二枚则坚。

煮线方

白莲须汁　安息香五钱　附子三钱　猴姜一两

同煮。

合欢酒

男用磁石（即引针石也）三分，以糯米细粉一撮，入银锅内炒；女用针沙（沙在针店买）三分，以细麸皮一撮，亦入银锅内炒。临晚各用滚酒冲在碗内，淀清，服酒去渣。

春心动奇方

蟾酥　胡椒各二钱　官桂五分　麝香三钱

共为末，用时取一二厘吐津调敷龟头上，临行房用水洗去，大妙也。用米汤即解。

又方：蟾酥一钱　乳香五分（焙去油）　甘草末三分

用人乳为丸，如黍米大，照前方用法，亦用米汤解。

又方　蛤蚧　海马各一对　石燕一对（要三钱重者）　丁香　大附子　川椒　胡椒各三钱

共为末，以好酒一觔，子虾一百对（去头、尾、脚）入药，并酒内煮虾，酒煮干加麝香末、沉香末各三分，拌虾阴干。临用时饮酒一盏。食虾一只。如欲解，食南枣一枚即解。

解春心动泄药

南枣二百个　芒硝二两

俱入水煮干，晒过，每次食一个必泄也。

紧阴物

石榴皮　飞矾　五倍子

毓
麟
验
方

等分，每次放二钱，于汤内洗，又取一钱于指甲，入牝中。

种子奇方

照原单开出，能服二料，其功无穷，至所云神咒亦不甚解，姑存其说。

大枣一勺　莲肉四两　芡实四两　甘草三钱　小红枣二勺　薏苡仁四两　大茴香五钱　白洋糖勺半　白菊花四两　黑芝麻半升　小茴香五钱

炼蜜为丸，如龙眼大，每日空心服一丸，滚白汤下，忌生冷，先虔诵文殊菩萨神咒一遍后，服此丸，男女俱服。

神咒：嘘，静不可思议，境了无容存发机，断一性希，五分无合，不即不离。咄、咄、咄（音笃），咦、咦、咦（音移），无住大定没那移，清净本然绝变易，恒无染着自恬如。常泯终始，顿彻端倪，般若（音钵惹），妙悟永如如，咄嘘。

金锁玉连环

当归二两　熟地黄二两　川牛膝二两　锁阳一两五钱　厚杜仲二两（姜汁炒去丝）　枸杞子二两　白茯苓二两　山茱肉二两　怀山药二两　石斛一两五钱　天门冬一两五钱　麦门冬一两五钱（去心）　防风一两五钱　真羌活一两五钱　陈皮一两五钱（去白）　知母一两五钱（酒炒）　白术（朝东壁土炒）一两五钱　龙骨（火煅）一两五钱　紫霄花一两五钱　黄芪一两五钱（蜜炒）　淫羊藿（剪去边，羊油炒）一两五钱　甘草五钱（蜜水炒）　上好肉桂一两五钱　厚黄柏五钱（酒浸炒）　五味子（拣去梗）五钱　巴戟（去骨）二两五钱　牡蛎（酒煅）一两　破故纸五钱　紫桑椹二觔圆眼肉八两　肉苁蓉二两五钱（酒洗去甲）

上药制过，绢袋盛之，装入坛内，放上好烧酒五十觔浸之，夏浸七日、冬浸二十一日、春秋浸半月方用，可早、午、晚三次量饮，药渣滤出，晒干为末，炼蜜为丸，如桐子大，每早空心服三钱，淡盐汤送下，忌食牛、犬，延年育子，不可限量其功。

周王百子丹

黄金切莫传，白玉休轻换，名为无价宝，方号养生丹，识者同观览，有价难回换，功成万万般。添肾水、助元阳，用一味破故纸，肉苁蓉、人参为伴，干山药、荜澄茄、巴戟同鉴，何首乌蒸晒二三遍，川椒去白，金墨除烟炒去烟，山茱萸取肉，须用川续断、当归，酒浸，须用心茯苓、蒸远志，浸益智，同然，共细辛，泡陈皮，入青盐，各味平称，细研，炼蜜为丸，如独蒜、盐、酒，清晨服一丸，常服二七身康健，保养身全，此方名唤一枝花，养得灵龟粗大坚，一夜三女能周战。

破故纸　肉苁蓉　人参　山药　荜澄茄　巴戟　何首乌　川椒　金墨　山萸肉　川续断　当归身　茯苓　远志肉　益智仁　细辛　陈皮　青盐

以上各一两。

暖腰神方

淫羊藿四两　破故纸　花椒　蕲艾各二两

俱为粗末，或绢或缎，照暖腰式做成行药，兼丝绵横直行之，毋使走移，缚腰中。四十以前，半月见功；五十以后，一月见效。

长龟方

小茴香八钱　柏子仁一两二钱　白术　黑附　桂心炮姜各八钱

共为末，空心温服二钱，日三服，七日不能容。

移心至宝丹

用天王补心丹一丸，入房时，左手紧紧捏着，须去指甲，方能捏得严密。若泄气则不验矣。须护以银盒，郑重其事，则心有所注，火不易泄，自然坚固长久，妙极。内服补中益气汤，加肉苁蓉、枸杞子更妙。如不用移心至宝丹，即单服益气汤亦可。

怡云堂抄书

出版说明

　　中医古籍文献是中医药学继承、发展、创新的源泉，然而，中医古籍文献的整理研究工作，特别是对珍本古医籍全面系统的挖掘、整理研究工作一直较为薄弱。所以，《中医药事业发展"十一五"规划》明确提出："系统开展文献整理研究，重点对 500 种中医药古籍文献进行整理与研究。"基于此，我社策划了"100 种珍本古医籍校注集成"项目，重点筛选出学术价值、文献价值、版本价值较高的 100 种亟待抢救的濒危版本，珍稀版本以及中医古籍中未经整理排印的有价值的，或者有过流传但未经整理或现在已难买到的版本，进行点、校、注的工作，进而集成出版。

　　珍本古医籍整理出版是中医药继承创新的基础，是行业发展的必需。对中医古籍文献的整理出版工作既可以保存珍贵的中医典籍，又可以使前人丰富的知识财富得以充分的研究与利用，广泛流传，服务于现代临床、科研及教学工作。为了给读者呈献最优秀的中医古籍整理作品，我社组织权威的中医文献专家组成专家委员会，选编拟定出版书目；遴选文献整理者对所选古籍进行精心校勘注释；成立编辑委员会对书稿认真编辑加工、校对。希望我们辛勤的工作能够给您带来满意的古籍整理作品。

"100种珍本古医籍校注集成"项目得到了国家中医药管理局、中国中医科学院有关领导和全国各地的古籍文献整理者的大力支持，并被列入"十二五"国家重点图书出版规划项目。该项目历时两年，所整理古医籍即将陆续与读者见面。在这套集成付梓之际，我社全体工作人员对给予项目关心、支持和帮助的所有领导、专家、学者表示最真诚的谢意。

中医古籍出版社

2012 年 3 月